中医师承学堂

银屑病经方治疗心法：我对“给邪出路”的临证探索

张英栋　著

中国中医药出版社
·北京·

图书在版编目（CIP）数据

银屑病经方治疗心法：我对“给邪出路”的临证探索／张英栋著.
—北京：中国中医药出版社，2012.6（2017.7重印）
（中医师承学堂）
ISBN 978－7－5132－0856－7

Ⅰ.①银…　Ⅱ.①张…　Ⅲ.①银屑病—中医疗法　Ⅳ.①R275.986.3

中国版本图书馆CIP数据核字（2012）第074553号

中国中医药出版社出版
北京市朝阳区北三环东路28号易亨大厦16层
邮政编码　100013
传真　010 64405750
北京市松源印刷有限公司印刷
各地新华书店经销
*
开本710×1000　1/16　印张13.75　字数209千字
2012年6月第1版　2017年7月第5次印刷
书　号　ISBN 978－7－5132－0856－7
*
定价　29.00元
网址　www.cptcm.com

如有印装质量问题请与本社出版部调换

社长热线　010 64405720

购书热线　010 64065415　010 64065413

书店网址　csln.net/qksd/

脑袋是用来思考的
（代序）

曾登临平遥古城，听一位本地人侃侃而谈，仰慕其学识之渊博。走下城墙时知道，此人是平遥城内清扫大街的清洁工。

在平遥城内，被一家诊所门前的一副对联所吸引。通过捣药童子访到主人，名片上显示，主人既是医师，又是文联委员。

平遥是“晋商文化”的主要发源地之一。事实上，能够哺育出晋商文化的土壤，必然是较晋商文化具有更广、更深文化积淀的土壤。当然，璀璨的晋商文化反过来又会营养这块土壤。

张英栋先生就生长于这块土壤之中。

一位醉心于传统文化的青年，转而开始学习中医、研究中医。也许与地域文化有关，张英栋先生对于中医的学习与研究，总也彰显着其鲜明的特色与个性。“医非小道”，起手即从“道”的层面上去解读中医；数年后，“病非不治也”，落脚到临床上，在临证中探究中医之道；多年后，“攻克银屑病”，把中医之道落实到了具体的一个病上。

我知道，张英栋先生只是落脚在一个具体的病上，他的目光始终没有离开过“道”，始终没有离开过“中医之道”。

我和张英栋先生经常在一起探讨中医、争论中医。应该说，我们彼此在事业上是相互了解的。但读到这部书稿时，我还是惊诧于他思考的深度。

读这部书稿的过程中，时时打动我的是他的思考。

整部书稿，从头至尾，作者始终在思考着。始终在思考着临床，始终在思考着一个临床者应该思考的。

如果我们中医临床者都能这样思考，何愁我们的临床疗效不高？何愁中医不能光大？

让我们思考吧！脑袋是用来思考的！

山西中医学院第二附属医院
高建忠
2012年3月

序

银屑病，是皮肤科领域重点研究的疾病之一，中医称之为“白疕”，白指红斑上之层层银白色鳞屑，疕形容像匕首一样刺入皮肤，说明该病缠绵难愈。中医治疗银屑病的手段多种多样，主要有中药外治、中药内服、针灸、罐疗、放血等，虽然均取得一定疗效，但如何延长缓解期、减少复发率仍是目前皮肤学界需要解决的医学难题。

吾友张英栋医师，经过多年的临床实践发现，银屑病“红斑鳞屑”皮损部位是“无汗”的，经“汗法”治疗，可以促进皮损的消退，因此提出了有别于中医传统汗法的“广汗法”来治疗银屑病。广汗法的目的不是强发其汗，而是身体健康恢复后的自然汗出，即“深层求其汗出”、“不表之表，不汗之汗”的“得正汗而解”的治法。“广汗法”是英栋医师在深入学习研究仲景理法方药的基础上，将六经辨证应用于银屑病的治疗，力求取得速效的同时求得长效。

我和英栋先生既是皮肤学届同仁，更是经常探讨、争论中医问题的朋友，我欣赏他对中医的执著，他是将中医作为事业来做的真正的中医学者，他遍读中医经典，勤于临床实践，遇到问题常常反复深入思索，甚至彻夜难眠，有时半夜突然有了灵感立即起床写下来……我深知在当今人心浮躁、以追求名利为时尚的社会环境中，这种对中医的痴迷及对学术问题孜孜以求精神的难能可贵，这是中医之幸！这是人类健康之幸！

首都医科大学附属北京中医医院
张广中
2012年4月23日

千里之行，始于足下
（自序）

曾经，想把《内经》的理论用最浅显的语言、用属于自己的体系，阐释一遍，然后传播给大众，让他们知道什么是“治未病”，知道何谓“养生”。

曾经，想把仲景的思想用发生学的方法试着“还原”，不用很多的术语，而是使用老百姓日常的道理来解读，这样“人人可入仲景门”。（如解释太阳伤寒表实证的证治：将人体比喻为一座城池，太阳便是城墙，外界环境变化超出人体适应能力，形势较急如大敌当前，全城军民积极奔走、严阵以待，把城墙保护得水泄不通，以致拥堵，连日常的行动秩序也不能保证。出现脉中血液奔涌不畅故浮而紧，体表不通故无汗、诸疼痛，城墙的局域指挥肺系也出现故障故喘。治疗是针对内部的过于紧张的状态，使之放松到适当程度，而不是针对什么邪气的，讲寒邪只是对体表这种状态的简单概括。以麻黄发散疏通不畅之处、杏仁调整肺系、桂枝温通、甘草提供后勤保障，如此可望城墙指挥所和城墙防御系统很快恢复正常秩序。）

曾经，以为单执某一派如“火神派”、“攻下派”、“寒凉派”便可成就一番学业，为人所不能为。

曾经，想把一些现代医学讲的“不治之症”、“难治之症”、“需终身服药的疾病”钻研深透，治愈且停药不再复发，为中医思维增光，为中医复兴出力。

曾经……

俱往矣，随着梦想的不断升空，慢慢地脚落在地上，慢慢明白“谁都不比谁聪明多少”，不同的是谁更努力，谁努力的方向更少偏差，谁在已经找到的方向上坚持得更远些。

古人已经有太多的思考，无论是人生的阶段性特征，还是做学问的方法，还是做医生的奥秘。既然道理古人都已经讲过了，为什么治病疗疾的现实却如此差强人意呢？

如何古为今用？我们该做什么？如何做？

闭目静思，“其在表者”的银屑病治疗的方方面面，不脱离《伤寒》指明的六病范畴。邪在太阳，开太阳之表为正法；在阳明之里、少阳之枢，设法就近去邪，邪去正复则“汗出而解”；邪在三阴，邪气伤正或正气本亏，以复正为主，兼顾祛邪，最终可得“汗出”。根据仲景所举范例，举一反三，银屑病便可得汗而愈。既然如此，不读《伤寒》，更待何时？

千里之行始于足下！

已经有了多年构制思维框架的习惯，已经有了对于古人足够的敬意和对于“舶来”的东西“拿来”的勇气，已经有了治疗银屑病很多的实践、窍门、经验以及教训。我开始写作，整理沟通古今中西的一点一滴。

读书读什么？很多人会回答读经验。经验都在你自己手中，读书是为了拨亮你心中的智慧。别人的经验、案例终究是别人的，不可全信、不可照搬。我的写作只愿帮助大家“亲自”思考，开启自己的智慧，创造自己的经验。经验，是经历了，并且获得了验证。只有自己的，才能叫经验。

银屑病“是一种不明原因的红斑鳞屑类疾病”。原因不明吗？不是的。在中医学领域里，我们有足够的自信来阐明它。“其在皮者”

是一定的，皮损部位“无汗”也是一定的。只要眼中不再只是现代医学讲的“红斑鳞屑”，找到“红斑鳞屑”背后的“无汗”，中医学中就有无穷无尽的论述，供我们汲取营养。

银屑病“是遗传性疾病，决定于基因”。这似乎是定论。非也！中医学中有禀赋、素体、诱因之说，禀赋便包括了遗传和基因的内容。禀赋不会决定疾病的发生，其决定的只是疾病的易感性。禀赋决定的易感疾病是可预防、可治愈、愈后可以控制不再复发的，这就是我平素讲的“治愈”的内涵。只要不拜倒在现代“科学”脚下，不邯郸学步，开动自己的脑筋思考，应用中医自家的心法，能够治愈的疾病将不可胜数。

对于银屑病的未病先防、既病防变、愈后防复，已经有了一整套包括治疗和养生的方法来应对。预防和防止复发，一需要能动地顺应自然界的变化，二需要注重心理和生活方式的调整，这些会在以后的写作中系统论述。

在本书写作接近尾声的时候，笔者看到刘墉在文章《所幸还剩一点》中的一段话，颇有同感，录之于下：

换个角度思考

一体总有两面，从负面想，伤心透顶的事，只要换个角度，就可能完全不一样。

戒指上的钻石掉了，负面思考的人，伤心得把戒指圈圈也扔了。正面思考的人却说：多好啊！戒指还在，只要再配个上面的小石头就成了。

到非洲考察鞋子市场。负面思考的人回来摇头：没有前途，他们都不穿鞋。正面思考的人却可能报喜：太好了，他们都没鞋穿！……

中国人的正面思考

中国人也有不少正面思考的说法：

人受了伤，捡回一命，说：大难不死，必有后福。

阅世不足，吃了亏，说：不经一事、不长一智。

办事不顺，总遇到阻碍，说：好事多磨！……

如此来想，得病并不是坏事。积极地面对疾病、正视疾病，以此为契机修复自己的健康，不也应该立即行动、“始于足下”么？

曾经的梦想还在远方召呼，路漫漫其修远，我将努力，并且记录下我的“千里之行”，供后来者参考。

张英栋

2012年3月

目 录

上篇 仲景理法心悟

下篇　换个方向治愈银屑病

附篇　宜放斋随想录

上篇 仲景理法心悟

“一时许”为正汗的保障
——桂枝汤方后注考证

（一）

桂枝汤作为《伤寒论》第一方，有群方之冠的美誉，其价值不仅体现在用药上，也体现在其方后注对后世汗法细节起到的典范意义。目前通行本《伤寒论》桂枝汤方后注体现的是否就是仲景的原意呢？在学习和实践中，笔者对于“一时许”的位置产生了怀疑，经过多方考证，终得仲景本意。

（二）

“几百年来，众注家对《伤寒论》的研究或阐释，或是以赵开美复刻的所谓宋本为蓝本，或是以成注本为蓝本。”这两个版本就是通常所说的通行本《伤寒论》。在这两个版本中，桂枝汤方后注云：“……适寒温，服一升。服已须臾，啜热稀粥一升余，以助药力。温覆令一时许，遍身漐漐微似有汗者益佳，不可令如水流漓，病必不除……”

按照通行本的句读，“一时许”被理解为对于“温覆”的时间要求，临床缺乏可操作性。如果“温覆”10分钟，就已达到“遍身漐漐微似有汗”的目的，还需要继续“温覆”吗？如果不再温覆，则有背“温覆令一时许”的含义；如果继续温覆，就会汗出“如水流漓，病必不除”。再做另一个截然相反的假设：如果“温覆”已经远远超过“一时许”表示的两个小时，是一晚上、甚至一两天，还没有达到“遍身漐漐微似有汗”的目的，还要继续“温覆”下去吗？

以上两种假设在临床实践中都可遇到，前者于偶感风寒的急性病中多见，后者于慢性顽固性的皮肤病，如银屑病的治疗中多见。基于上述考虑笔者认为，把“一时许”作为对于“温覆”的时间要求，缺乏临床实际意义，会令患者在操作时无所适从。而如果把“一时许”与后面的“遍身、漐漐微似有汗”关联起来，则临床意义很大。“一时许”作为发汗的时间要求，与“遍身”、“微似有汗”合起来组成“正汗三要素”（正汗，即正常的出汗状态），作为皮肤功能恢复正常的标志应用于皮肤病的治疗中，会对于银屑病等顽固性皮肤病的治疗起到标志性作用。

那么，能否找到证据证明“一时许”应该与“遍身”和“微似有汗”相连呢？

（三）

通行本中为“温覆令一时许”。笔者推测为“令一时许……有汗者益佳”。仲景本意到底是什么呢？

考证“一时许”位置的过程中，笔者借鉴了李心机教授“让《伤寒论》自己诠解自己”的方法——即对宋本《伤寒论》六病诸篇、《辨脉法》、《平脉法》、《伤寒例》诸可、诸不可各篇和《金匮玉函经》、《金匮要略》等出自仲景（或叔和）之手的文献进行全面考察，从中找出确凿的论据，对《伤寒论》六病诸篇全文作出合理的、符合仲景理论与临床思路的解释。

通过应用“让《伤寒论》自己诠解自己”的方法，笔者发现了数条“一时许”正确位置的考证依据：

1. 宋本《伤寒论·辨可发汗病脉证并治第十六》有“凡发汗，欲令手足俱周，时出似漐漐然，一时间许益佳，不可令如水流离……”的条文，与第12条用了同样的“令”与“不可令”的句式，但把“一时间许”放在了“手足俱周”和“似漐漐然”的后面，很明确是“汗”的具体要求，与“温覆”无关。

2. 唐本，即《千金翼方》本《伤寒论》中桂枝汤方后明确写着“温覆，令汗出一时许，益善”。“一时许”出现在“汗出”之后，是汗的时间要求，而非出现在“温覆”之后。

3.《金匮玉函经》桂枝汤方后曰“温覆令汗出，一时许益佳”，“一时许”在“汗出”之后，与“温覆”无关。《金匮玉函经》是公认的研究《伤寒论》的一个极具价值的古老传本，对赵刻本有“欲人互检为表里”的重要的互校作用。

4. 赵开美复刻的宋本《伤寒论》，即目前通行版本中，第 12 条桂枝汤方后注出现了两个“令”字，从语法角度讲，“令”与“不可令”的句式应该语意连贯、一致，都是说明“温覆”等手段达到的目的的。第二个“令”字没有歧义，与汗相关，为“不可令如水流漓”；前面的“令”应与之相对，为“令一时许遍身漐漐微似有汗者益佳”，而非“温覆令……”

如此看来，“一时许”位置当无疑义。

（四）

仲景心法中还有多少这样的锁没有被发现、被打开？

每发现一个，打开一个，临床的难题就会有一批迎刃而解。

遇到这样临床极有意义的点，不可囫囵放过，多下些咬文嚼字的功夫，是非常值得的，俗话说“磨刀不误砍柴工”！

不夸张地说，我治疗银屑病的第一个着力点就在“一时许”上。

“一时许”与“遍身”、“微似有汗”合称“正汗三要素”。

我们可以把人体的正常状态看作是人体各个系统稳态的组合。

具体到皮肤，汗出的稳态是最容易被观测的、最灵敏的指标。“遍身”指“手足俱周”，是范围要求（单头汗出、上半身汗出、手足心汗出等都属于局部汗出，是病态的，起码是不正常的），也是出汗最重要的要求；“微似有汗”是量的要求，指微微有汗，似有似无，不是汗流浃背，也不是皮肤干燥无汗。“遍身”和“微似有汗”合起来，已经将正汗出的特征全部描绘出来，为什么非要强调“一时许”呢？

（五）

汗，“以天地之雨名之”（语出《阴阳应象大论篇》）。

夏季里，暴雨倾盆，雨水汪洋恣肆，瞬间淹没了土地。“飘风不终朝，骤雨不终日”（见《老子》二十三章）。很快，雨停了，铲开湿润的地皮，你会发现底下全是干的。

春雨淅淅沥沥，下了很久，量并不是很大，但是只要时间够久，地皮是一定可以被滋润透彻的。润透了，就通了。

治疗的目的就在通。

以大汗为代价去求通是会伤人的，不利于远期疗效，甚至祸不旋踵。

而想要“微似有汗”，不伤人，并且既去风，又去湿，就要达到“遍身”汗出而通的目的，舍却“一时许”，再无别法。

“一时许”大约现在的两个小时，泛言时间之久。笔者以为，只要是微汗遍身，并且可以及时补充水液，时间越久越好。越久越通。因为汗微所以不会伤身，有入有出、出入平衡和谐不就是通调之意吗？对于久病、顽疾，强调“长时间”更是必需的。一时正汗可以暂通，一直正汗、使汗成为一种常态，才会一直通，才会驱除疾病、恢复健康状态。

（六）

参考现代医学“胃肠动力学”等名词，笔者在构思“汗液动力学”和“汗液常态学”等名词，等到这一系列名词的阐释成功的时候，“在表”的一系列疾病（包括银屑病）的治疗机理将更容易被大家认同。希望有识者（特别是现代医学的生理病理学学者）参与此事，促进“汗”学术的进步，使更多的患者早日摆脱疾病的苦痛。

汗出不可不彻
——经方汗法之度

（一）

《伤寒论》中所论汗法甚多，为中医学汗法的理论和实践提供了宝贵的范例。对于仲景所论汗法，很多学者关注到了“漐漐微似汗”，却未对“汗出不彻”给予足够的重视。临证可知，微汗乃其常，而彻汗不可不知，二者其实并不矛盾。

将微汗理解为治疗的底线，即不可过多地伤人正气；将彻汗理解为治疗的目标，以最小的伤正代价来达到尽快地去除邪气、治愈疾病的目标。

胸中了然此二者，临证斟酌，方可不惑。

（二）

桂枝汤方后注云：“温覆，令一时许、遍身，漐漐微似有汗者益佳，不可令如水流漓，病必不除”。麻黄汤、葛根汤、桂枝加葛根汤、桂枝加厚朴杏子汤、桂枝加附子汤、葛根加半夏汤、大青龙汤、防己黄芪汤、麻杏石甘汤等13方后注都有“微似汗”字样。或曰：“温服微汗愈”，或曰：“覆取微似汗”，或曰：“余如桂枝法将息及禁忌”，或曰：“将息如前法”。很多学者由此推导出“微似汗”是仲景对于汗法的惟一法则。

其实，“微似汗”之外，经方汗法的应用还有另一个准则“汗出彻身”。这两个准则强调了“汗出而解”不同的侧面。针对不同的病证和体质状况，侧重应该不同。表实邪盛之人，应处以较峻之法，务求尽快“汗出彻身”；而体质素弱，不耐克伐之人，即使邪盛，也只能予以较缓之治，谨守“微似汗”之旨。

仲景在很多条文中明言过汗的危害：如《伤寒论》38条大青龙汤方后注告诫曰：“汗多亡阳，遂虚，恶风，烦躁，不得眠”；247条“太过者，为阳绝于里，亡津液”;《金匮要略·痉湿暍病》曰：“太阳病，发汗太多，因致痉。”有些条文还提出了相应的治法，利于后学者以方测证，领略过汗的危急程度：如《伤寒论》20条“太阳病，发汗，遂漏不止，其人恶风，小便难，四肢微急，难以屈伸者，桂枝加附子汤主之”；29条“若重发汗，复加烧针者，四逆汤主之”；68条“发汗，病不解，反恶寒者，虚故也，芍药甘草附子汤主之”。以上三条均用到了回阳救逆第一要药附子，可见过汗危害之甚。后世医家对于过汗也多谆谆告诫，如《景岳全书》中说：“或邪气虽去，遂致胃气大伤，不能饮食而羸惫不振者有之，此过汗之诫也”、“或夹虚，年衰感邪等证，医不能察，但知表证宜解，而发散太过”；《伤寒论译释》中说“真气疏泄太猛，邪反得以逗留”。

过汗危害如此之烈，难怪医圣反复明文强调“微似汗”，意在让初学者首先明白“汗不可过”。而对于汗法的另一个原则，宜“汗出彻身”则尽量掩藏在字里行间，因为会绕到文字背后求其真意者，一定是已经超越了犯“过汗”错误的初级阶段的医者。只有这样著书才可避免患者冤死于学医不精者手中，医圣用心可谓良苦。

（三）

《伤寒杂病论》当今很多学者认为是论广《汤液经》而作。《汤液经》已然不可得见，《辅行诀脏腑用药法要》（以下简称《辅行诀》）作为源于《汤液经》的另一传本，对于《伤寒杂病论》的重要参考价值便不言而喻了。

《辅行诀》中的小青龙汤组成和主治都基本等同于《伤寒论》中的麻黄汤，可以推断此两方当源于同一个祖方。在《辅行诀》小青龙汤方后赫然写着“必令汗出彻身，不然恐邪不尽散也”。这与《伤寒论》35条麻黄汤方后的“覆取微似汗，不须啜粥，余如桂枝法将息”迥然不同。顺着这条思路我们在《伤寒论》中也可以找到麻黄汤使用的另一种法则——汗出彻身。虽然没有直接的表述，但可在字里行间及无字处求之，“汗出彻身”的表述非只一处。

《伤寒论》24条：“太阳病，初服桂枝汤，反烦不解者，先刺风池、风府，却与桂枝汤则愈”；46条：“太阳病，脉浮紧，无汗，发热，身疼痛……服药已微除，其人发烦目瞑，剧者必衄，衄乃解……”；48条“二阳并病，太阳初得病时，发其汗，汗先出不彻，因转属阳明……若发汗不彻，不足言，阳气怫郁不得越，当汗不汗……以汗出不彻故也，更发汗则愈……”；55条“伤寒脉浮紧，不发汗，因致衄者，麻黄汤主之”；185条：“本太阳初得病时，发其汗，汗先出不彻，因转属阳明也”。

邪郁太重或药力不及均可导致汗出不彻。

24条可理解为治疗方法有误，需要开腠发表之麻黄剂“汗出彻身”，却用了调和在表之气血的桂枝汤，徒增郁热，而病不得解，故“反烦”。借助针刺“风池风府”开腠发表代替麻黄汤，“却与桂枝汤则愈”。

46条使用麻黄汤治疗是正确的，故“服药已微除”。但是正确的选方如果没有足够的剂量或者“温覆”之类保证的话，郁热无法解除，故“其人发烦目瞑”，最后通过自“衄”——红汗这个途径，达到汗“彻”。

55 条论述了当汗不汗，即使身体自发以“红汗”解邪，但无法“彻”，故仍需麻黄汤“彻汗”方解。

48 条和 185 条表达了“发汗不彻”导致“阳气怫郁不得越”，使疾病由太阳、二阳并病，最终入阳明的由表入里的加重过程。太阳病初得，发汗为正治。然而发汗不彻，不得解于表，“反而鼓荡邪热，引致邪热炽盛入里，而转入阳明”。太阳病初起阶段，应该抓紧时机发汗，并且“令汗出彻身，不然恐邪不尽散”而入里。

（四）

“彻汗”强调的是“去邪务尽”的治疗思路。

“微似汗”强调的是“去邪不伤正”的治疗原则。

二者并不矛盾

“人之受病，如寇入国”（语出《医旨绪余》），在身体的正气允许的情况下，应尽快“拔刺”、“雪污”。治疗的目的是病“解”，是以最小的伤正作为代价祛除邪气。汗微和汗彻只是强调的重点有所不同，其本质并无矛盾。

桂枝汤方后注“温覆，令一时许、遍身漐漐微似有汗者益佳，不可令如水流漓，病必不除”中，强调“漐漐微似有汗者益佳，不可令如水流漓”的同时还强调了“一时许”和“遍身”，前者说的是去邪汗解时希望汗尽量少，后者强调的是出汗时间要长，出汗范围要广，已经蕴含了“彻汗”的意义在内。

桂枝汤方后注还有一段话“若一服汗出病差，停后服，不必尽剂。若不汗，更服依前法。又不汗，后服小促其间。半日许，令三服尽。若病重者，一日一夜服，周时观之。服一剂尽，病证犹在者，更作服。若汗不出，乃服至二三剂”。仔细品味此段，不断地缩短服药间隔，增加服药剂量，“去邪务尽”，求“邪尽散”之意已经表达得很明白了。

这里需要注意是“汗出病差”，核心在于“病差”。有些人错误地理解为“汗出”就“停后服”，很多的顽固疾病不可能得一汗而解，需要汗而又汗或者汗法与其他治法多方配合，才可能取得“邪尽散”而“病差”的结果，只有到了这个时候才可以“停后服，不必尽剂”。

（五）

“汗出彻身”是为了邪去病瘥，“微似汗”是为了邪去而正不伤的长远效果，二者各自强调的是去邪扶正的两个侧面，汗法之度即在于二者的把握。需要特别指出的是“邪去而正不伤”只能是一种愿望，事实上医者只能做到“以最小的伤正作为代价来祛除邪气”，对于“祛邪”和“扶正”的讨论一定要放在实际的临床中才是有意义的。

汗法治疗银屑病之初，笔者谨守“微似汗”法度，对之产生疑惑源于一患银屑病的男童。5 年前适逢夏季，一老友外甥 5 岁，遍身起疹，诊为急性进行性点滴型银屑病，辨证后施以生石膏、麻黄为主的方药，并嘱咐其加强锻炼，其遵医嘱报名参加户外乒乓球训练班，日日大汗，未及 1 月治愈，停药，至今体健。

不是微汗也可以取得很快、很好的效果，并且从多年的随访中得知小孩身体各方面都很好，发育也正常。这就说明了过分强调“微似汗”是不正确的，对于一部分年龄较轻、体质较好、生机旺盛的患者，“汗出彻身”才是最佳选择，拘泥于“微似汗”只会延误治疗时机，促其传变。

对于体质弱的患者是否就不能“汗出彻身”了呢？也不是。对于体质较弱的患者，笔者的策略是“立足微汗求彻汗”，此处的“彻汗”不是“大汗”之意，而是在微汗的前提下，尽量做到“一时许”和“遍身”。通俗地讲就是“一滴汗、长时间、出遍全身”。

不表之表，不汗之汗

——初谈“广汗法”

（一）

清代程国彭论八法之首的汗法谓“汗者，散也”。辛以散之为汗法之常，而服承气汤、清营汤、清瘟败毒饮、加减复脉汤等绝无发散作用的方剂，甚至冰水，却可汗出、病解，这还属于“汗法”的范畴吗？

笔者在长期对于汗法的关注和学习中，领会到后者属于“深层求其汗出”、“不表之表，不汗之汗”的汗法，是更深、更广意义上的汗法，姑且称之为“广汗法”。

（二）

许叔微是宋代著名医学家，以善用经方闻名医林。他有两则未用辛温发汗剂治疗，却“得汗而解”的治病故事，可以作为广汗法的注脚。

一则是应用大承气汤得汗，出自《伤寒九十论》。罗大伦在其《这才是中医》一书里描述得绘声绘色：一天，有人拍打许叔微家的门板，许叔微打开门，看见几个人抬着一个官兵，忙问是怎么回事，来人告诉他，这是从前线宣化镇部队撤下来的一个病号，患伤寒五六天，许叔微诊得脉象洪大而长。再问患者症状，知其大便多日不通，身上发热，无汗。许叔微说：“这是个阳明证啊，需要使用泻下的办法！”患者家属吓了一跳，说：“这个患者都七十多岁了，使用泻下的方法不合适吧。”许叔微说：“恐怕只有这样的办法了，现在“热邪毒气并蓄于阳明”，不管多大年龄，不泻下不行啊”患者家属只好答应了，于是许叔微给开了大承气汤……一剂药灌了下去。没多久，患者就喊着要去厕所，然后就开始泻下了。泻了以后，全身微微出汗，一摸，温度已经降下来了，其他痛苦的症状也消失了。

一则是用抵挡汤得汗，出自《普济本事方·卷九》。有一人病了，已经七八日，症状比较可怕——发狂，六亲不认，狂躁不已，说胡话，摔东西。先请一位医生来，诊得脉微而沉，看患者皮肤微微发黄，判断是“热毒蓄伏心经”，用生铁落、牛黄等重镇清心之品治疗。患者狂躁如故。于是请了许叔微来。许叔微等患者安静的时候，先按了按患者的肚子，腹部皮肤冰凉，手下觉硬，腹中胀满，稍一重按患者就喊痛。“小便畅快吗？”许叔微问患者家属。“很通畅。”家属回答。亦诊得脉微而沉，判断为瘀血证，用抵挡汤。服到第二剂药的时候，患者“下黑血数升”（这是离经之瘀血排出了），“狂止，得汗解。”

上面两则医案对“广汗法”做了形象的说明，其实就是《伤寒论》中所说的“汗出而解”。

（三）

《伤寒论》中言小柴胡汤，两处提到“汗出而解”，分别是101条“复与柴胡汤，必蒸蒸而振，……汗出而解。”230条“……可与小柴胡汤……身濈然汗出而解也。”

小柴胡汤法不属于汗法是明确的，但小柴胡汤法属于“广汗法”却也是明确的。或者说不仅是小柴胡汤，所有方剂合理使用都可以合乎“广汗法”的要求。

经云“阳加于阴谓之汗”，有阴，有阳，阴阳和合，才会得“正汗”，有阴，有阳，阴阳和合不就是健康状态的代名词吗？从这个角度讲，“广汗法”意义深远。

将“汗出而解”作为很多病证向愈的标志来看待，不仅是外感病，也包括内伤杂病。只要有表解之机，便可最终“得汗而解”。如此，则“广汗法”广矣！

（四）

清代魏之琇《续名医类案·卷五》中记载：“一人感疫，发热烦渴，思饮冰水，医者禁服生冷甚严，病者苦索不与，遂致两目火并，咽喉焦燥，昼夜不寐，目中见鬼，病患困剧，自谓得冷水一滴下咽，虽死无恨。于是乘隙匍匐窃取井水一盆，置之枕旁，饮一杯，目顿清亮。二杯，鬼物潜消。三杯，咽喉声出。四杯，筋骨舒畅，不觉熟睡，俄而大汗如雨，衣被湿透，脱然而愈。盖其人瘦而多火，素禀阳藏，医与升散，不能作汗，则病转剧。今得冷冻饮料，表里和润，自然汗解矣。”

读完此案，笔者记起行医之初，小女年幼，偶感风寒，恶寒发热。服药数日，温覆，体温一直不降，屡用西药初可得汗，热退一时，很快就又升高。肌表灼热，夜卧躁烦，遂冒险去其衣被，不料却全身微微汗出，身凉，病竟愈。恍然悟：《内经》所谓“体若燔炭，汗出而散”之“汗出”，非特指辛温发汗而言，任何形式的治疗、有意无意地达到“汗出”的目的，都可以得到“汗出而解”的结果。

（五）

“发汗之道甚多……内因气结，则散其结而汗出；内因血闭，则开其闭而汗出；内因水停，则化其水而汗出；如因热壅，则清其热而汗出……神而明之，存乎其人”，现代著名医家冉雪峰在《八法效方举隅·汗法》中有这样的话。

赵绍琴教授描述则更为直接：“汗之，是目的，而不是方法。”

在机体整体失去正常稳态的时候，在肌表这个局部出现汗出障碍，只是病变之“一斑”，治疗的目的是要恢复“全豹”的稳态，而不应该只着眼于局部。治疗就其实质而言是追求“邪退正复，气机通畅，阳施阴布”的整体恢复，“正汗出”只是整体稳态恢复的标志之一。很多时候用麻黄汤类强发其汗，只会白白损伤元气，不从整体上达到“邪气退，正气复”的状态，要想出现“汗出而解”的结果，无异于缘木求鱼。

《伤寒论》言“当自汗出乃解……须表里实，津液自和，便自汗出愈。”《温疫论》言“自汗者，不因发散，自然汗出也……气通得汗，邪欲去也”。

广汗法所求的是“自汗出”，是“不表之表，不汗之汗”的汗出，明白了这点便不容易与汗法混淆了。

一法之中，八法备焉
——再谈“广汗法”

（一）

程国彭在《医学心悟》中的《程钟龄医门八法》开篇引子中说：“论医之源，内伤外感四字括之；论病之情，则以寒热虚实表里阴阳八字统之；而论治之法，则又以汗、和、下、消、吐、清、温、补八法尽之。盖一法之中，八法备焉，八法之中，百法备焉。病变虽多，而法归于一。”

读了以上的话，笔者感悟有三：

1. 八法可以归类方剂，但临证治法又何止八类，正如程氏所说“八法之中，百法备焉”，可见八法之中每一法又可分出很多活用之法，分为八类只是笼统的概括。

2.“病变虽多，而法归于一。”临床症状百出，是疲于应对，还是执简驭繁，需心有定见。临证诀窍在于在纷繁复杂的症状中提炼出“法归于一”的“一”来。对于银屑病，笔者认为这个“一”便是汗。

3.“一法之中，八法备焉”。广汗法是以正汗出为目标，蕴含了八法。只有这样去理解“其在皮者汗而发之”的经旨才会与银屑病的治疗相吻合。

理解了银屑病可以“发汗”治疗只能算第一步；明白了银屑病可以“得汗而解”而并非一味发汗便又进了一步；到通晓了银屑病正确、到位的治疗最终都要经过“正汗出”的验证，汗不仅是法，更是目标，银屑病的治疗才能进入“病变虽多，而法归于一”的自由之境。

细细研读《程钟龄医门八法》正文之前的小引，我们便明白了其后之《论汗法》虽围绕发汗来谈，实则只为归类叙述方便而已，后世拓展的所谓“不表之表、不汗之汗”的广义汗法，其义早已囊括在这段短短的引文中。

（二）

程氏八法中的汗法并非只是直接、简单地发汗。

程氏所论八法现多以汗、吐、下、和、温、清、消、补的顺序来描述，其大意为发汗、催吐、攻下、和解、温热、清凉、消导和滋补，表面上看是要分别叙述各法的直接作用，实则不然。比如《论汗法》，其中不仅指明了“汗者，散也……汗而发之”的最简单、直接的发汗法，还讨论了当汗不汗、不当汗而汗的情况，及当汗不可汗而又必须汗解时如何使用汗法，特别要注意的是还提出了“发”的反面“敛”的一些情况。“敛”和“发”从文字上看是相反的，但从恢复人体正常的秩序、恢复正汗的角度来看，此两者最终目标是一致的，即“得正汗而解”，都是通过汗法祛除表邪治疗表证的方法。

《伤寒论》为方书之祖，其中将具有发汗作用的方剂分为两类：一为单纯、直接发汗者，二为需发汗却另有兼证者。直接发汗的方剂如桂枝汤调和荣卫以解肌发汗；麻黄汤开腠解闭发汗；葛根汤“起阴气”发汗；桂麻各半汤小发汗；桂二麻一汤之微汗等等。有兼证以发散为主的方剂有桂枝加葛根汤解肌发汗兼能升津舒络；大青龙汤外散郁闭，内清郁热；小青龙汤之解表逐水气；桂二越婢一汤之微汗兼清里热；五苓散利水气、畅三焦得汗；桂枝去芍药加附子汤解肌祛风，温经复阳；桂枝加芍药生姜各一两人参三两新加汤补益气阴而发散；麻黄细辛附子汤发汗解少阴兼表邪者；桂枝人参汤“逆流挽舟”以解协邪之虚寒利，表证仍在者；桂枝加厚朴杏子汤以发散并降逆定喘；桂枝附子汤发散祛风逐湿以治“身体烦疼”等。

对于《伤寒论》的发汗方剂，程钟龄《论汗法》不仅做了总结，还做了一些补充，如“理中汤去术而加汗药，保元气而除病气也。又热邪入里而表未解者，仲景有麻黄石膏之例，有葛根黄连黄芩之例，是清凉解表法也。又太阳证、脉沉细，少阴证、反发热者，有麻黄附子细辛之例，是温中解表法也。又少阳中风，用柴胡汤加桂枝，是和解中兼表法也。又阳虚者，东垣用补中汤加表药。阴虚者，丹溪用芎归汤加表药，其法精且密矣。总而言之凡一切阳虚者，皆宜补中发汗。一切阴虚者，皆宜养阴发汗。夹热者，皆宜清凉发汗。夹寒者，皆宜温经发汗。伤食者，则宜消导发汗。感重而体实者，汗之宜重，麻黄汤。感轻而体虚者，汗之宜轻，香苏散。……况太阳无汗，麻黄为最，太阳有汗，桂枝可先；葛根专主阳明；柴胡专主少阳，皆的当不易之药。至于九味羌活，乃两感热证三阳三阴并治之法，初非为太阳一经设也。又柴葛解肌汤，乃治春温夏热之证，自里达表，其症不恶寒而口渴。若新感风寒，恶寒而口不渴者，非所宜也。又伤风自汗，用桂枝汤，伤暑自汗，则不可用，若误用之，热邪愈盛而病必增剧。若于暑证而妄行发散，复伤津液，名曰重，多致不救。古人设为白术、防风例以治风，设益元散、香薷饮以治暑……”

（三）

程氏所论“一法之中，八法备焉”，具体到在表之证，应该落实为“广汗法中，八法备焉”。

汗、吐、下、和、温、清、消、补八法可以粗略归为两类，前四种治法和后四种治法恰好可与“论病之源，以内伤外感四字括之”的外感、内伤粗略对应。

外感者邪自外入而较浅，治疗目标在急急开通邪路、祛邪外出。汗吐下法是直接疏通邪路、祛除邪气的治法。目的是使体内气血郁的地方，郁而未结，迅速而直接地变通，气血通带来的结果是“阴阳自和”，即体内正常的秩序恢复——腠理通畅、大便通调等为其表现。从这个角度来讲，下法使用到位也会“汗出”，吐法“中病”最终也会达到正常的“汗出”，这里的“汗出”不仅包括了“汗出而解”，在更多的情形中是“解而汗出”（病愈，健康恢复，而自然汗出）。

如果邪气（即气血不通的原因代称，关于此点详见后文《攻邪之‘邪’，只是假想敌》）的位置偏深，难以直接祛除邪气（这个问题的另一面，从正气的角度讲，是说明体内正气不足以抵御外邪的向里推进）但有透邪之机，则需要用到和法。和法的目标仍然是驱邪外出，但祛邪过程没有汗吐下那么直接，所以方中用到了人参和较大剂量的甘草。小柴胡汤是和法的代表方剂，《伤寒论》中使用半斤柴胡，目的首要是祛邪。“中病”后“汗出而解”当是邪气祛除的一种表达方式。还有一种邪气已去的外在表现方式是大便通调。《伤寒论》230条云：“……胁下硬满，不大便而呕，舌上白苔者，可与小柴胡汤。”《金匮要略·妇人产后病脉证并治篇》云：“……大便坚，呕不能食者，小柴胡汤主之。”这两条均提示小柴胡汤可以治疗大便不畅，亦即用小柴胡汤得效的另一种标志是大便通调。无论是汗出还是大便通调都是上焦所郁邪气得散的外在表现，用《伤寒论》230条的原文讲就是“上焦得通……汗出而解”；“津液得下，胃气因和”而大便通调。综上，和法也是驱邪之法，只不过邪气侵入较深，且有较为明显的正气不足表现罢了。

再来看针对内伤为主的温、清、消、补四法。不是讲这四法所治病证没有邪气，而是不以邪气为主。换句话说，直接以祛除邪气为主的治法无法治疗这四法所治病证。温、清、消、补四法是以调整机体内部为主的，也可以说是为之后的祛邪治疗打基础。有些时候需要在这四法的同时、或之前之后使用祛邪的汗、吐、下、和四法；也有些时候调整机体达到“阴阳自和”的结果，体内正常的秩序恢复，可以“不战而屈人之兵”，“不祛邪而邪自去”。

温、清、消、补四法治疗银屑病而达成“汗出”的目标，可以用“解而汗出”来概括。

祛邪四法和扶正四法有其正对适应证，即不可误用的病证；也有两者的交集，即可先祛邪，也可先扶正，治疗策略的制定可以显示医者的个人喜好而不影响最后治疗目标的达成。但无论如何制定策略，其治疗目标是不容置疑的，那就是要达到“正汗出”，这也就是广汗法的真谛。

（四）

“发汗”、“汗出而解”两者是汗在前，因汗而解；而“解而汗出”，是症状解在前，先病解后汗出正常。三者可以概括八法治疗银屑病的所有情况。

广汗法强调的是治疗的目的和标志，可以说是从战略高度来认识“汗出”；八法是战术的具体应用，是服从于广汗法的战略的。“发汗”、“汗出而解”、“解而汗出”三者，代表了三种不同的治疗理念，有其各自不同的适应证，“发汗”即通常所说的八法中的汗法；“汗出而解”为不用发的方法而得汗；“解而汗出”实则是为所有的治疗方法提出了治疗到位的标准，即达到“正汗出”目标的治疗才是正确且到位的治疗。没有达到“正汗出”的治疗，或者犯了根本性的方向性错误，或者大方向正确而欠精确，或方向正确而力度不到位，总之不达标者不能算治愈。即使临床症状消失，也不能算治愈（不算治愈，则再出现症状根本不能叫作复发，只能叫作治疗中的反复）。

“发汗”、“汗出而解”和“解而汗出”三者合在一起，构成了广汗法治疗大厦的不同层次，需要全面掌握。

非必发汗之药始能汗也
——张锡纯论“广汗法”

（一）

“深层求其汗出”、“不表之表，不汗之汗”的“得正汗而解”的治法，有别于中医传统的汗法，笔者命名为“广汗法”。在学习张锡纯的论著时，笔者发现这位近代中医临床大家虽然没有提过“广汗法”之名，却对于“广汗法”之实有过很多深入的阐述，在“汗”之目的、程度、所用方药、不可汗却又不可不汗时如何得汗等诸多方面都有独到的见解。

（二）

张氏提出“发汗原无定法”，是针对传统汗法独重发散，所治主于表证提出来的。如果将其中“发”改为“得”，这句话改为“得汗原无定法”，则“广汗法”之义无遗矣。

“当视其阴阳所虚之处而调补之，或因其病机而利导之，皆能出汗，非必发汗之药始能汗也……是药在人用耳”。“调补”是针对正气的，与八法中温清消补相类；“因其病机而利导”是针对邪气的，即因势利导、就近祛邪之意，与八法中汗吐下和相类。张氏所言即八法皆能“出汗”之意，实为得广汗法真诠之言。

对里热壅盛之证，张氏常用清泄之品“不汗而汗”。“白虎汤与白虎加人参汤，皆非解表之药，而用之得当……可须臾得汗……不但此也，即承气汤，亦可为汗解之药”，“心有燥热之人，得凉药之濡润亦恒自汗出也。”其转载李士材治一阳极似阴之证的患者，以生石膏 3 斤，煎汤 3 碗，分为 3 服，尽剂而体蒸汗出病愈。邪去正自复，正复汗自出之意跃然纸上。

对真元虚亏不能作汗者，张氏法重补益，俾正气旺盛则“不汗而汗”。其转载张子和治一伤寒坏证病人，势近垂危，手足俱冷，气息将断，用人参 1 两、附子 1 两，药后得汗而瘥；其治一蛊胀无汗者，用麻黄附子甘草汤，服后再饮鲤鱼汤助其汗出，逐邪外达；其治一中风半身无汗者，以蝎子调红糖服之，汗出则愈。

对于表证，张氏用汗法也有与众不同之处。治风寒表证，张氏常以仲景麻黄汤、桂枝汤变通用之。用桂枝汤每加黄芪、花粉，以黄芪“生用则补中有宣通之力”，花粉生津以资汗源。用麻黄汤每增知母，以知母“寒润之性能入肺中化合而为汗，随麻黄以达于外”，无汗后不解之虞。治风热表证，张氏常用薄荷、连翘、蝉衣等，尤其善用生石膏，谓生石膏凉而能散，性能发汗，使热由汗解。其治一少年风温初得，单用连翘 30 克煎汤服，彻夜微汗，翌晨病若失。对于虚人外感，张氏以扶正助汗为法，以表散药为基础，气虚则加黄芪、党参等；阴虚则加山药、熟地、玄参等；阳虚则加附子、干姜等。

对于寒包火证，张氏亦采用寒凉药物的方法求汗，但强调趁热服下。如其治一风寒外束不得汗，胸中烦热又兼喘促者，投以寒解汤热服，须臾上半身出汗，又须臾觉药力下行，至下焦及腿亦出汗，病若失。

寒解汤组成为：生石膏一两，捣细；知母八钱；连翘一钱五分；蝉蜕一钱五分，去足土。主治渴而周身壮热，头疼，周身拘束，舌上苔白欲黄，脉洪滑。

方后张氏设问：此汤为发表之剂，而重用石膏、知母，微用连翘、蝉蜕，何以能得汗？答曰：……盖脉洪滑而渴，阳明腑热已实，原是白虎汤证。特因头或微疼，外表犹似拘束，是犹有一分太阳流连未去。故方中重用石膏、知母以清胃腑之热；而复少用连翘、蝉蜕之善达表者，引胃中化而欲散之热，仍还太阳作汗而解。斯乃调剂阴阳，听其自汗，非强发其汗也。况石膏性凉（《神农本草经》谓其微寒即凉也）味微辛，有实热者，单服之即能汗乎？

实则病本有“将汗之势”，用药只为清除“自汗”的障碍，是去除障碍后“听其自汗，非强发其汗也”。

（三）

得汗并不是最终目的，得汗只是健康恢复的标志之一。医者和患者都需要一个可取得共识的外在标志，来统一对于治疗疗效、阶段的认识。

“人身之有汗，如天地之有雨，天地阴阳和而后雨，人身亦阴阳和而后汗。”张氏从《素问·阴阳应象大论》中引申出一个重要的结论：正常的出汗是“阴阳和、气机畅”——也就是健康的标志。这样一来，出汗就不仅仅只对表证有指导意义，而是对于人体各个系统的健康都变得意义重大了。

有了这样的认识，广汗法的应用变得高屋建瓴，得汗之法便提升到“出汗之道，在调剂其阴阳”的高度。如治李某眼疾久久不愈，眼睑红肿，胬肉遮睛，目睛胀痛，以一味生石膏为末服之，取微汗，病遂渐愈；治王某伤寒戴阳证，以台参、童便、知母、玄参、生地，得微汗而愈。治肢体麻木不仁、关节不利症，制逐风通痹汤，以汗出为效；用越婢汤治风水证，考虑到生石膏能制约麻黄发散之性，故易用滑石，总以汗出为念。以上治疗手段目的在于“阴阳和、气机畅”，得汗只是标志，而不是目的。

广汗法的目的不是强发其汗，而是身体健康恢复后的自然汗出。

（四）

《伤寒论》中少阳病有禁汗之训。张氏认为：“其证介于表里之间，宜和解不宜发汗矣。然愚对于此证，其热盛于寒者，多因证兼阳明，恒于小柴胡汤中加玄参八钱，以润阳明之燥热，其阳明之燥热化而欲散，自能还于太阳而作汗，少阳之邪亦可随汗而解。其寒盛于热者，或因误服降下药虚其气分，或因其气分本素虚，虽服小柴胡汤不能提其邪透膈上出，又恒于小柴胡汤中加薄荷叶二钱，由足少阳引入手少阳，借径于游部作汗而解。”以广汗法的思路变通小柴胡汤治疗少阳证，体现了张氏师古不泥，斡旋变通之能，其旨总在使邪有出路，自然汗出。

《伤寒论》中处处在提示精血津液不足之人不可发汗。这些人不可不汗之证如何解决呢？张氏以其临证给出了答案：一女仆，得温病十余日，下焦虚惫，外邪直趋下焦而泄泻无度，昏不知人，脉数七至无力，势至垂危，以熟地二两，生山药、白芍各一两，甘草三钱煎汤一大碗，趁热徐徐灌之，尽剂而愈。张氏云“寒温之证，原忌用黏腻滋阴、甘寒清火，以其能留邪也。而用以为发汗之助，则转能逐邪外出，是药在人用耳。”“遇其人真阴太亏，不能支持外感之热者，于治寒温药中，放胆加熟地以滋真阴，恒能挽回人命于顷刻。”

吴鞠通立有白虎四禁，无汗不可用白虎汤为其中之一，后人多遵之。张氏学习古人而不盲从，从大量的实践中认识到白虎汤之君药生石膏有解肌透汗作用，否定了无汗不可用白虎汤的戒律。“白虎汤三见于《伤寒论》，惟阳明篇中所主之三阳合病有汗，其太阳篇所主之病及厥阴篇所主之病，皆未见有汗也。仲圣当日未必有汗才用白虎汤，而吴氏则于未见有汗者禁用白虎汤，此不显与经旨相背乎？且石膏原具有发表之性，其汗不出者不正可借以发其汗乎？”

（五）

《伤寒论》桂枝汤方后倡导“微汗”后，医界持“微汗”说者众多，而张氏却敢于独树一帜：“其燥热愈深者，化合之汗愈多，非尽量透发于外，其燥热即不能彻底清肃，是以此等汗不出则已，出则如时雨沛然莫可遏抑。”

张氏治有一案：一人，年三十余。于冬令感冒风寒，周身恶寒无汗，胸间烦躁。原是大青龙汤证，医者投以麻黄汤。服后汗无分毫，而烦躁益甚，几至疯狂。诊其脉，洪滑异常，两寸皆浮，而右寸尤甚。投以寒解汤，复杯之顷，汗出如洗而愈。

细考此证为内燥外郁，气机阻滞故无汗烦躁，药后气机得畅，郁热得外泄之机，郁热越重，则汗出越多，汗出会随着气机畅通而自止，多无亡阳之虞。

看似超出经方象外，实则入于经方圜中

——张锡纯用经方的启示

（一）

张锡纯作为近代极具影响的中医临床家，对于仲景经方是极为推崇

的，曾云“夫以愚之管窥蠡测，较之仲师何异萤火之比皓白”，但其传世医案中很少能看到经方“原型”出现。张氏善创新方，然所创方皆有所本，所本即经方的脉络或骨架，“看似超出经方象外，实则入于经方圜中”。没有对于仲景学说的深入研究，对于经方制方之理的深入把握，对于疾病症状机理的深度挖掘，绝难做到如此“随心所欲而不逾矩”。

（二）

不同时代经方家经方应用的整体风格，一定是由其所处的特定时空背景决定的。只有自觉地探求时空的变化对于治法影响的机理，才可能在更高的层次让自己的治疗契合“天人相应”的大原则。张锡纯对于这点有明确的认识：“人之禀赋随天地之气化为转移，古今之气化或有不同，则今人与古人之禀赋，其强弱浓薄偏阴偏阳之际不无差池，是以古方用于今日，正不妨因时制宜而为之变通加减也。”

经方是一定历史条件下的产物，它的实用价值会随着时间、空间、地点的改变而受到影响，张仲景时代伤于寒者多，而张锡纯时代感受温热之邪者多，虽然由汗疏散郁热之理不变，但方药必须因时而变。寒性收敛多用麻黄之开腠，而温性疏泄则用犹龙汤之清透。“连翘（一两），生石膏（六钱，捣细），蝉蜕（二钱，去足土），牛蒡子（二钱，炒捣）……此方所主之证，即《伤寒论》大青龙汤所主之证也。然大青龙汤宜于伤寒，此则宜于温病。至伤寒之病，其胸中烦躁过甚者，亦可用之以代大青龙，故曰犹龙也。”犹龙汤之使郁热由表而散者，是郁热阻滞气机为本，连翘、蝉衣、石膏、牛蒡子作用于郁滞之气机，气机得开，郁热自然由汗而散。“连翘原非发汗之药，即诸家本草，亦未有谓其能发汗者。惟其人蕴有内热，用至一两必然出汗”，正是此意。

（三）

临阵应敌是没有固定套路的，需要随机应变，张锡纯以他的亲历为此作注：“愚当成童时，医者多笃信吴又可，用大剂承气汤以治阳明腑实之证，莫不随手奏效。及愚业医时，从前之笃信吴又可者，竟恒多偾事，此相隔不过十余年耳”。此中自有其必然的机理，即使还不能获悉其中机理，但对于这种未知的机理应该予以尊重，而非置若罔闻。方是不变的，人之病证是变化的，执著于“对症状体征用药”，无异于刻舟求剑，怕会犯“笃信吴又可者，竟恒多偾事”同样的错误。

张锡纯作为一个成熟的临床家，一生都在琢磨着天地变化之理，人、病之理，组方之理。在理还没有弄明白的时候，张氏一面注重经验的积累，一面揣摩气运之变化，而非按图索骥，拘执不化。“重用白虎汤即可代承气”即是当时经验的产物，这应该是“对症状体征用药”的框架不容易包容的。

张氏不但喜用白虎汤代承气治阳明腑实便秘证，且认为这较之投以承气原方，更显稳妥，“愚治寒温之证，于阳明腑实大便燥结者，恒投以大剂白虎汤或白虎加人参汤，往往大便得通而愈，且无下后不解之虞。”并且“凡遇有证之可下而可缓下者，恒以白虎汤代承气，或以白虎加人参汤代承气，其凉润下达之力，恒可使大便徐化其燥结。”

斗转星移，时空变换。张氏的这些经验当今可“拿来”便用吗？答案是不能。张氏明言“宜因时、因地、因人细为斟酌。”

（四）

针对病机用药，不仅体现在“临证察机”上，而且可以“治发机先”，这是“对症状体征用药”所无可比拟的。中医历来有“治未病、治欲病、治已病”之说，皆是围绕病机而非症状来讲的，并且以此来甄别为医境界之高下。

仲景之学中很多地方都渗透着“治未病”的理念，如小青龙汤四去麻黄的加减就是“治发机先”的具体体现。张锡纯参透了仲景小青龙汤的用方机理，另辟蹊径，创制了从龙汤。“外感喘证服小青龙汤愈而仍反复者，正气之不敛也。遂预拟一方，用龙骨、牡蛎各一两以敛正气，苏子、清半夏各五钱以降气利痰，名之曰从龙汤，谓可用于小青龙汤之后。平均小青龙汤之药性，当以热论。而外感痰喘之证又有热者十之八九，是以愚用小青龙汤三十余年，未尝一次不加生石膏。即所遇之证分毫不觉热，亦必加生石膏五六钱，使药性之凉热归于平均。若遇证之觉热，或脉象有热者，则必加生石膏两许或一两强。若因其脉虚用人参于汤中者，即其脉分毫无热，亦必加生石膏两许以辅之，始能受人参温补之力。至其证之或兼烦躁，或表里壮热者，又宜加生石膏至两半或至二两，方能奏效。盖如此多用石膏，不惟治外感之热且以解方中药性之热也。”

（五）

张氏师伤寒制方之法创治疗温病之方、重用白虎汤代承气、从龙汤的创制和小青龙汤加生石膏、人参的使用，无一不在机理上推敲。如此才可临证时契合病机，并对病变的下一步变化做到“胸中有数”，这与“见招拆招”式的“对症状体征用药”不可同日而语。

经方治疗有病原疗法、对症疗法、证候疗法、协助自然疗能之法四种（《祝味菊医学五书评按》），都有其临床价值。但其核心、或者说终极目标应该在于方和证都必须“求于本”，“察机用药”。只有这样才可能如张锡纯般因证、因时用活经方；才可能做到临证不惑；才可能将经方之路越走越宽；才可能借助经方的框架，构筑中医识病治病的广厦。机械地按仲景书中举出的有限例子来“方证对应”，只适用于经方入门阶段。

方与证的核心机理都属于“道”的层次。古语云“道无术不行，术无道不远”。“方证对应”是术，以之入门则可以让很多中医初学者很快见到中医的实效，从而坚定学中医的信心。而将之过分夸大，则不利于仲景之“道”的传承，对中医学的长远发展不利。

证与机层次不同，有高下之分

——“察机用药”与“方证对应”

（一）

有学者考证得出：“证的概念，实际上是根本不存在的”，与症并无区别。因此，“方证对应”即“方症对应”，也就是对症用方用药，这与中医临床核心之“察机用药”显然不同。

（二）

桂枝汤，如今多以“汗出、恶风、脉浮缓”之证对应使用，用方后遵从温服、温覆、啜热稀粥取微汗。此即桂枝汤“方证对应”之大概。但这只是桂枝汤使用之一例，远非全部。

无汗可用桂枝汤，体现在《伤寒论》276条：“太阴病，脉浮者，可发汗，宜桂枝汤。”王肯堂解释为：“此脉浮，当亦无汗，而不言者，谓阴不得有汗，不必言也。不用麻黄用桂枝者，以阴病不当更发其阳也，须识无汗亦有用桂枝证。”三阴病若见自汗出为亡阳，此条明言太阴病，故无汗无疑。三阴为虚，太阴病用桂枝汤，名为“发汗”，实为“滋阴和阳”（柯韵伯语）。

桂枝汤还有不“取汗”之用法。《伤寒论》中用桂枝汤多“方用前（12条）法”，从而使温服、温覆、啜热稀粥等成为桂枝汤的经典服用方法，成为“得汗”不可缺少的一个环节。论中明言，若不如此，即使桂枝加桂汤多加桂二两，也不会“得汗”。这便是说，如果不“方用前法”，就是桂枝汤使用的另一法。387条没有“方用前法”，“吐利止而身痛不休者，当消息和解其外，宜桂枝汤小和之”。《金匮要略·妇人妊娠病脉证并治》也没有“方用前法”，“妇人得平脉，阴脉小弱，其人渴，不能食，无寒热，名妊娠，桂枝汤主之”。霍乱吐利止，正气趋复，残邪不盛，“小和之”意在缓缓复正，潜移默化，遂其自愈；妊娠平脉，无寒热，虽有不适却非病，可调和待其自复。

看来要用好桂枝汤，不探求桂枝汤的治疗机理，只懂皮毛的“方证对应”是行不通的。

（三）

很多中医学者提出的如“抓主证，对证用方”、“辨方证是辨证的尖端”、“中医也有头痛医头脚痛医脚的时候”等言论，这些都是由“方证对应”衍生出来的，其共同的问题在于忽略了“机”。

关于“证”和“机”，刘渡舟先生在《方证相对论——兼论辨证知机》一文中提到：“方证对应”是“按图索骥，照猫画虎，近于临摹”。虽然“迈进了仲景的辨证大门”，但离中医学的奥妙之处还相差很远。中医学“既有辨证论治的学问，也有辨证知机的奥妙。两个层次，则有高下之分、粗精之别”。

《金匮要略》中共有五条两方或三方并主一证的条文：“胸痹，心中痞气，气结在胸，胸满，胁下逆抢心，枳实薤白桂枝汤主之，人参汤亦主之”；“胸痹，胸中气塞，短气，茯苓杏仁甘草汤主之，橘枳姜汤亦主之”；“夫短气有微饮，当从小便去之，苓桂术甘汤主之，肾气丸亦主之”；“病溢饮者，当发其汗，大青龙汤主之，小青龙汤亦主之”；“小便不利，蒲灰散主之，滑石白鱼散、茯苓戎盐汤并主之”。这种情况下，如果离开“察机”，如何“方证对应”呢？人参汤证与枳实薤白桂枝汤证的区别在于虚、实；茯苓杏仁甘草汤证与橘枳姜汤证的区别在病位是肺还是胃……，这就是“察机”。临床必须“辨证知机”。

对于小病、简单病可以“方证对应”，也便于推广、便于入门、便于“藏方于民”。但对于系统病、复杂病，“方证对应”多数情况下是“似捷而反迂”的。加入机理的思考，哪怕是无意识的，“方证对应”便提升为“察机用药”。经方大家们临证一定是“察机”的，但对于提倡什么，对什么人提倡等问题，却需要反复斟酌。

（四）

以目前的眼光来看，《太平惠民和剂局方》（简称《和剂局方》）中不乏配伍精妙之方，但就是这样一部方书，却引来了金元四大家及后世的颇多诟病。错不在方，而在用方之法、之人。

朱丹溪称：“《和剂局方》之为书也，……自宋迄今，官府守之以为法，医门传之以为业，病者恃之以立命，世人习之以成俗。”“可以据证检方，即方用药，不必求医，不必修制，寻赎见成丸散，疾病便可安痊。”《和剂局方》可谓典型的“方证对应”。其普及程度之高，远非目前的中医和经方可比。普及还有一层意思为不必求甚解，不必“知机”。正是这种缺乏内在机理探求的普及给中医学带来了极大的危害。

当前中医学普及的时候，一定要避免重蹈《和剂局方》之覆辙。《内经》有“非其人勿传”之鉴，古有“此事难知”之训，普及实际是把双刃剑，绝不可急于求成。要知道过犹不及。

中医界应大力提倡“察机用药”，务求方药之机与病证之机丝丝入扣。如此才可不仅“入门”，尚可“登堂入室”，做到治发机先，机圆法活，随机应变。

痒因无汗

——《伤寒论》如何论治瘙痒

（一）

《伤寒论》中有三处提到瘙痒，机理各不相同。一为“以其不能得小汗”，一为“迟为无阳，不能作汗”，一为“无汗……以久虚故”，证机各异，但“不得汗”却同。于是我们可以得出结论:《伤寒论》将痒之原因归于无汗。

（二）

第一处是 23 条:“太阳病，得之八九日，如疟状，发热恶寒，热多寒少……一日二三度发，脉微缓者，为欲愈也……面色反有热色者，未欲解也，以其不能得小汗出，身必痒，宜桂枝麻黄各半汤。”李心机《伤寒论通释》解释为：太阳伤寒八九日，表邪将解，本当以小发汗之法，一疏即解。却失于发汗。病有向愈之机，而未顺势发泄，阳气怫郁在表。表邪欲解而不得，肌肤欲通而未通，邪扰肌肤，故痒。正邪交争已八九日之久，邪气微，正气也不盛。过汗则伤正，不汗则不能开启腠理、予邪以出路，治疗以桂枝麻黄各半汤小发其汗。验之临床，确有佳效。笔者数年前初习经方治疗皮肤病，曾治一七八岁男童，瘙痒数月，无疹，无余症，试开 2 剂桂枝麻黄各半汤，隔数日，路遇其家人，言一剂即效，两剂瘙痒除。

第二处是“脉浮而迟，面热赤而战惕者，六七日当汗出而解，反发热者瘥迟，迟为无阳，不能作汗，其身必痒也”。见于《医宗金鉴·订正仲景全书伤寒论注·卷三辨太阳病脉证并治下篇》，在该篇中紧随23条之后。两条相邻，均有“面赤身痒”，而证机却迥然不同。关键在于脉象，23条脉是浮紧的，后来“脉微缓者，为欲愈”意为脉由浮紧变得略微缓和。而本条却是“脉浮而迟”。脉浮与脉迟并见论中还有一处，225条：“脉浮而迟，表热里寒，下利清谷者，四逆汤主之。”其“下利清谷”“里寒”“(脉)迟”已经到了用四逆汤的程度，“表热”“脉浮”只能是虚阳外越。反观此处之“脉浮而迟”“面赤身痒”也可能是里阳虚甚，虚阳浮越于外，而不是肌表阳气怫郁。此处之“不能作汗，其身必痒”，原因是“无阳”，即里阳虚，无力“加于阴”而作汗，浮阳扰动肌肤而痒。治疗时既要着眼于“汗”，更要注意到“无阳”，麻黄附子剂较为合拍。笔者在《麻黄剂临证“一剂知二剂已”的启示》一文中提到的慢性荨麻疹病例，脉象虽未体会到“浮而迟”，但证机却确为里阳虚寒，处以麻黄汤合麻黄附子细辛汤，得汗而愈。

需要指出的是此条不见于目前通行的《伤寒论》条文，录有《辨脉法》的版本在《辨脉法》中录有此条。这提示我们学习《伤寒论》时需要多个版本互参，有很多有价值的条文及字词在经过漫长的传承，及多次辑复后，会有所脱落、或杂陈于不重要的条文之间，但这些却可能正是临证之“金针”。在谢观的《中国医学大词典》解释“痒”时收录了此条之“(脉)迟为无阳，不能作汗，其身必痒”。《古今图书集成医部全录·淋浊遗精血汗门·无汗》中也录有此条，“经所谓脉浮而迟，迟为无阳，不能作汗，其身必痒……皆阳虚而无汗者也。”

第三处是196条：“阳明病，法多汗，反无汗，其身如虫行皮中状者，此以久虚故也。”对于“身如虫行皮中状”为瘙痒之意，并无异议。而对于“久虚”则见解多有不同。有认为阳明反无汗是因为阴津久虚，作汗无源，邪热欲解而无从疏解故痒。如《聂氏伤寒学》在此条后言“今反无汗，乃其人久虚，津血均亏，无以作汗”，治疗“当取益气生津，以充汗源，宣透郁热，以清阳明之法”。方取白虎加人参汤、栀子豉汤化裁，也有选用竹叶石膏汤与桂枝二越婢一汤加减的，思路大致相同。而另外一些学者将“久虚”理解为阳气虚，作汗无力。如上文引过的《古今图书集成医部全录·淋浊遗精血汗门·无汗篇》认为：“阳明病反无汗，其身如虫行皮中之状……阳虚而无汗者也。”选方亦南辕北辙，《太平圣惠方》此条后出方，“宜术附汤”。组成为：甘草（炒）二两，白术四两，附子（炮）一两半，方后明言“此药暖肌补中，助阳气”。

对于196条“久虚”的认识不同，选方不同，为我们临证选方拓宽了思路，而对于本条痒的核心机理的认识却没有分歧，即“无汗……久虚故”。《素问·阴阳别论》中将汗的机理归为“阳加于阴谓之汗”，无阴、无阳均不能作汗。广而言之，“久虚”可能是阴虚、阳虚，也可能是阴阳两虚，也可能是气虚、津亏，或气阴两亏。无论什么不足，都可以导致“无汗”而“痒”，临证宜“机圆法活”，总以酿汗为要。

（三）

《伤寒论》中论痒三条，一条讲肌腠不通而不得小汗，阳气怫郁在表故痒；一条讲阳虚较甚不能作汗，浮阳外扰肌肤而痒；一条讲久虚酿汗无力或无源，肌肤不得由汗而通却欲通，故痒。

《内经》有言“知其要者，一言而终”，《伤寒论》中论瘙痒，“其要”即为“不得汗”，治疗目标则为“汗出而解”。

攻邪之“邪”，只是假想敌

——邪：气血郁滞的病因推测

（一）

清代温病学家王孟英曾谓“亘古以来，善治病者，莫如戴人”（《续名医类案》卷二十一）。戴人即金元四大家之一的张子和，其最大的学术成就在于创“病由邪生，攻邪已病”之攻邪学说，临证多获奇效。欲学攻邪之法以提高临床疗效，就必须对于“邪”的本质做深入的探讨。

《黄帝内经》云：“真气不正，故有邪干”（《素问遗篇·刺法论》），“真气稽留，邪气居之”（《灵枢·根结篇》），“邪之所凑其气必虚”（《素问·评热病论》），"邪气盛则实"（《素问·通评虚实论》）……

古人所谓"攻邪"之"邪"究竟为何物？是怎样留在人体内？又怎样导致疾病的？是否独立于人体气血之外？"邪"的概念如海市蜃楼，似近却远。那些解释如佛家讲的文字相，没有触及本质，始终隔着一层。

要讨论"攻邪已病"之"邪"，先要明白两个前提：一为发生了疾病，才涉及"邪"的问题；二为只有正气发生了问题，才有"邪"的进驻或者稽留。这与一些学者认为的邪可以不致病而独立存在于人体内或外显然不同，他们认为"邪属不正当、不正常的因素，这些因素存在于人体以外，也可以进入人体成为可能导致疾病的因素；可以独立存在，也可以在一定条件下引起人体疾病，而成为致病因素乃至病因"（张光霁《论中医病因、致病因素、邪气、邪之关系》）。造成这种认识差异的原因在于中医学中"邪"使用的广泛和其概念的灵活，《黄帝内经》中"邪"字出现441次，有"病因、诊断、治疗三个层面"（烟建华、张俐敏《〈黄帝内经〉'邪'概念内涵的学术解读》）的含义，本文讨论的是"治疗层面"的"邪"。

（二）

《素问·五运行大论》中有一句话是"非其位则邪，当其位则正"，以"当其位"和"非其位"来分辨"正""邪"。《黄帝内经》原意为对气候变化中的"客主加临"的分析，我们借用于对于体内气血状态的判断，其义亦通。

人体不外气、血，气血疏通则为"正"，为"当其位"；气血的运行状态在某些状况下发生了变化，郁滞于某部、某经、某些脏腑，则不再"当其位"，变为"非其位"，"邪"生而致病。

治疗就是要攻其郁滞，疏其血气令条达，此即"攻邪已病"。"邪"的实质为气血的"非其位"——即郁滞状态，而非在人身气血之外另有独立的"邪"存在。解除郁滞，则气血的状态由"邪"复"正"。

《医方集解》中的一段话可以帮助我们更好地理解气血状态与"邪""正"的关系："盖气之亢而为火，犹民之反而为贼，贼平则还以为良民，而复其业矣，火退则还以为正气，而安其位矣……"

人身不外气血，并没有多出什么"邪"来，"邪"只是古代医家的假想敌。所攻之“邪”就是气血的郁滞，“攻邪”就是解除气血的郁滞，汗、吐、下法是对体内气血郁滞状态给予一个较强的刺激，为气血恢复“正”的状态创造条件。表面上看是“给邪以出路”、“攻邪”，实质上是借“断其一指”造成的震撼状态，让机体自愈能力有自我恢复的时机。

（三）

以上讲了气血“非其位则邪”，忽略了目前中医基础理论中的另一组构成人体的基本物质——津液。其实在张子和的理论中，气属阳，血属阴，虽然津液没有重点讨论，但从其理论框架中已经以津液为阴，而从属于血了。

后世医家的理论皆肇基于《黄帝内经》，每个医家都是在《黄帝内经》中以“拿来主义”的态度，结合自己的临证体会，选取一点或几点加以阐述，形成了自己独特的学术观点。

在气血津液三者中，张子和在《黄帝内经》中更多地看到的是气与血:《灵枢·经脉》“脉道以通，血气乃行……经脉者，所以决死生，处百病，调虚实，不可不通”;《素问·灵兰秘典论》“使道闭塞而不通，形乃大伤”;《素问·调经论》“五脏之道，皆出于经隧以行血气。血气不和，百病乃变化而生。是故守经隧焉”;《素问·至真要大论》“疏其血气，令其调达，而致和平”……张氏深切体会到“《内经》一书，惟以血气流通为贵”，人体在正常的生理情况下，本是血气流通的，一旦致邪，便使血气““壅滞”。至于血气何以不通，张氏认为是由于邪气所致，故在治疗上提出祛邪为急，藉汗吐下三法为祛邪的手段，达到恢复血气流通的目的。所谓“陈莝去而肠胃洁，癥瘕尽而营卫昌”。

与子和不同的是，他的前辈刘河间在气血津液三者中，更多关注的是气和液:《素问玄机原病式》“皮肤之汗孔者，谓泄气液之孔窍也。一名气门，谓泄气之门也；一名腠理者，谓气液出行之腠道纹理也……”；“依近世方论而用辛热之药，病之微者虽或误中，能令郁结开通，气液宣行，流湿润燥，热散气和而愈。其或势甚而郁结不能开通者，旧病转加，热证新起以至于死，终无所悟。曷若以辛苦寒药，按法治之，使微者甚者皆得郁结开通，湿去燥除热散气和而愈。无不中其病而免加其害，且如一切怫热郁结者，不必止以辛甘热药能开发也……”;《伤寒直格》“阳极怫郁，而否极复泰，即热气蒸而为汗出也。如天时阳热亢旱，否极而泰，则复为雨也。故欲雨，则乃郁热，晴霁则天反凉”;《黄帝素问宣明论方》“桂苓白术丸：消痰逆，止咳嗽，散痞满壅塞，开坚结痛闷，推进饮食，调和脏腑。无问寒湿湿热，呕吐泄利，皆能开发，以令遍身流湿润燥，气液宣平而愈。解酒毒，疗肺痿劳嗽，水肿腹胀。泄利不能止者，服之利止为度，随证调之”……

如此看来，张子和讲气血也好，刘河间讲气液也好，今人谈气血津液也好，都只是表面上的不同，其核心机理并无二致。如果非要按照今人的表达习惯，讲气血津液“非其位则邪”，也无不可，这样就把痰凝、血瘀、气滞、湿阻、饮停等都囊括了进来，没有遗漏了。

（四）

找出致病之“邪”的方法为“审证求因”，“邪”是造成体内气血郁滞的最直接原因；治疗的方法为“攻邪已病”——用最直接的方法破坏气血郁滞的病态平衡（与一般意义的理气活血截然不同），使人体有复正之机。

《汉书·艺文志》云：“经方者，本草石之寒温，量疾病之浅深，假药味之滋，因气感之宜，辨五苦六辛，致水火之齐，以通闭解结，反之于平。”这段话对经方的作用作了定位——“通闭解结，反之于平”。该书作者认为经方治病的第一步是“通闭解结”，即解除气血的“闭”和“结”，这与我们理解的“攻邪已病”的第一步是改变气血的郁滞状态是一致的。

清代医家何梦瑶认识到“子和治病，不论何证，皆以吐、汗、下三法取效，此有至理存焉。盖万病非热则寒，寒者气不运而滞，热者气亦壅而不运，气不运则热郁痰生，血停食积，种种阻塞于中矣。人身气血，贵通而不贵塞，非三法何由通乎？”（《医碥卷之一·杂症·补泻论》）何氏可谓深得“攻邪”之深意者。“攻邪”是为了“通”气血，适用于“邪气盛则实”者，对于“精气夺则虚”者，无论食补、药补，均旨在使气血充盛。《黄帝内经》中讲的“正气存内邪不可干”的状态应该是气血充盛而疏通。

“邪气盛则实”，治疗的着眼点在“邪”，用到汗吐下以及和的治法；

“精气夺则虚”，治疗的着眼点在“正”，主要用温清消补诸法。

子和治病，擅长使用攻邪法，如象棋对弈中，擅长使用某一路数一样。只要形成用此路数的局面，便进入治疗的坦途。如此，则可攻邪时乐得攻邪，不可攻时暂且忍耐，等待时机，创造条件，一有攻邪之机，子和攻邪法叱咤风云的时机就到了。

攻邪法，现时医家多已生疏。一味求稳，先求无过、再求有功，是造成中医慢郎中形象的时代原因。

这点上大家应该多学学子和之法。子和既不孟浪（子和曾言：“余立于医四十余岁……识练日久，因经识病，然后不惑。”对许多疾病“屡用汗吐下三法，随治随愈。”“况予所论，谙练日久，至精至熟，有得无失，所以敢为来者言也”），又能捕捉时机，大胆使用攻邪之法，如“千军万马之中取上将首级”。

“擒贼先擒王”，王为邪之核心，无攻邪之念，如何应敌?

（五）

一些中西医结合学者把微生物误认为是中医的“邪”，这是不正确的。

细菌、病毒等微生物，在人体“正”的情况下，并不致病，不仅不能叫作邪气，反而是“正”常秩序不可或缺的一部分。在病态状况下，这些微生物多数情况下也不是“病原”，而是“受害者”。如很多医者把痤疮的原因归结为螨虫，于是使用杀虫治疗，而忽略了正常人皮肤中也有适量的这些微生物存在、却并不发病的事实。螨虫在皮肤油腻的不正常状态中，数量超过了正常值，是因为环境适合其生长所以数量增多，经过综合治疗面部出油减少螨虫数量自会恢复适量，如果一味地针对螨虫治疗，是治标而不及本，有害而无益。

多数情况下，人体与微生物之间在“正”的状态下是和谐共生的关系。如目前已经取得的“有益菌群”的共识即是此意。只有在人体已经陷入“邪”态的时候，微生物无法“安其位”，才被误认为“病原微生物”。治疗的目标应该是使人体气血的状态复“正”，使人体的内部环境恢复到“安其位”的状态，则“贼平则还以为良民……火退则还以为正气”。

（六）

张仲景是擅长攻邪的大家，其攻邪之法集中体现在选药、用量、服药方法上。

选药多以性猛、作用力强的药物为主，如外感风寒用桂枝、麻黄、细辛，通便用芒硝、大黄，助阳温里用附子、干姜，利水用甘遂、大戟、芫花，治寒湿疼痛用乌头、附子，活血化瘀用水蛭、虻虫等动物药……选用的多是各类药中药力最强之品。

药量多重，如桂枝汤、小柴胡汤、茯苓桂枝白术甘草汤、小青龙汤等方中各常用药的用量一般都在二到四两，按一两相当于15g计算，用量为30～60g；一些经方中的主药更用至六两或半斤，甚至一斤，如小柴胡汤中的柴胡，小建中汤中的芍药，厚朴三物汤中的厚朴用量都为半斤，白虎汤中的生石膏为一斤等，用量明显高于当前常用量。

服药法用“药以胜病”（张锡纯语）来概括是准确的。《伤寒论》中“促其间”、“不……更服”、“不知，稍加”、“不知，加至……”、“未……益至”、“渐加，以知为度”等，均是此意。笔者治疗银屑病时将这些原则细化为“增量三法”，分别为：药引加量、单药加量、整方递加。三种方法也可配合使用。药引加量指方药剂量不变，逐渐增加“引子”的剂量。如使用麻桂各半汤时，递增生姜的剂量，其优势在于引子多属平常饮食之物，增加其量时，不会产生恐惧心理，也为其他增量方法起到“预演”作用，打好基础后，其他加量方法更易被接受。本法中另一个经常用到的引子是温酒，生姜日用量可加到2000克以上，温酒最多有患者喝到每顿6两。单药加量指方中某单味药的递增。以麻黄为例：如果以3克为基础量每日递加3克，则第7日可以加到21克。具体使用时，嘱患者把数剂的麻黄都放到一起，均匀分成若干份，从一份开始熬起，每剂加一包。单药加量法桂枝加到过日用量300克，麻黄加到过日用量近100克，无意外发生。整方递加在汤药指每日增加1剂，数剂同煎；在丸药指每日或每次加量。汤剂最多曾加到一日10剂；丸药如桂枝茯苓丸、大黄䗪虫丸、逍遥丸等可加至单次服用10丸以上。需特别注意的是，加量一定要以安全为前提，以知为度、得效则止；如有特殊情况，需马上停用药物，与医者联络。“药以胜病”不能简单理解为只是不断增加剂量、峻药猛投，攻邪愈病，《伤寒论》中还有“不可一日再服”、“得……止后服”、“中病便止，不必尽剂”等避免中毒、注意安全等“药已胜病”后的表述。胜病即可，“轻以去实”，勿“药过病所”，这些都是喜用重剂者必须要引起注意的。有学者认为：某些医者对于急难重证取效颇佳，而对于日常小病和重证的善后却乏术可陈的原因，就在于理解了药以胜病中霸道攻邪的原则，而忽略了王道治人原则的指导意义。

（七）

子和是“学仲景、用仲景，但不泥于仲景”（语出《张从正临证心法》46 页）者，不如此便不会独出机杼、成就一派。学、用而不泥，这也是我们在学习前人经验时必须有的态度。

《儒门事亲·卷六·因风鼻塞四》载：常仲明常于炎暑时风快处，披露肌肤以求爽，为风所贼，三日鼻窒，虽坐于暖处少通，终不大解。戴人使服通圣散，入生姜、葱根、豆豉，同煎三两服。大出汗，鼻立通矣。

用通圣散治疗鼻塞，大汗，鼻立通。提示我们感冒风寒，主要表现为鼻塞者，则宜大汗，宣肺通窍；若感冒风寒，以恶寒、发热为主者，可用“微汗法”，勿使汗出亡阳。

攻邪之法在常法无以撼动体内病态平衡时，常会起到意料之外的速效，以下转录《三十年临证经验集》一书中作者自身得益于攻邪法治疗的实例，题为《汗吐下法亲历记》，愿诸君深思：

我国历代医家中，善用汗吐下法治病者，子和之后，未之闻也。谓之千古绝响，似不为过。近今医家处方用药多尚稳健，能绍子和之箕裘者，盖亦寡矣。余数读子和之书，欣慕子和之法，而不敢一试焉。虽非全由谈虎色变，闻雷落箸，畏惧之而不敢用，实为医家肩负救死扶伤之责。先贤胆大心细智园行方之训，历历在心，故未尝敢有一药浪投也。于是求索善用子和之法者，每思以一睹为快，而竟亦了不可得。直至数年前，得遇川沙陈英俊医师，始知子和之法尚有传人在。且亲服其所授吐下之药，而体验益深也，故记其始末，以飨同好。

余于十年前，一度身体不舒，痰气阻塞于中，心肝火炽于上，而脾肾不足于内。服清火顺气消痰之药，兼扶脾土，有效而无大效。商之名家，计无所出。欲用吐下之法，而虑其峻烈。因思丹溪有“倒仓法”，乃以黄牛肉20斤，熬其汁成琥珀色，空腹饮之。病在上则吐，病在下则泻，上下兼病则吐泻交作，祛病如扫。且牛肉补土，病去速而正不伤也。愚意先以小量试之。于是购买牛肉5斤，熬汁去渣，浓缩其汁，仅得大半碗。因数量太少，服后仅泛恶而不吐，更不致泻。而中焦倍觉阻塞益甚，上下之气，似被痞隔，头胀胸闷，眼热心悸，足胫酸软，皮肤干糙若砂纸。时时自觉气机上冒而不能下达，神情亦稍呆钝。每日临证，仅能勉力支持。屡请名家投剂，方证得当，效终不显，病则日益加甚。4个月后，有缘得见陈英俊先生于其诊室。先生年逾古稀，形丰而神采奕然。无论男女童叟，凡来诊者，皆先诊脉，而后据脉言证，多能若合符节。脉证既符则于其自备之数十味丸药中选定一种丸药或处以汤药，并随即煎煮使当即服下，服后或吐或不吐，过半小时后再复诊脉，然后予另一种丸药或汤剂，带回服用。服后必致吐泻，吐泻过后，继以“先清后调”两法以善其后。清法乃多以丸药清未尽之内热。调则开处方两张，一为寒热并用之剂，每以桂附与硝黄同投；一为消补兼清之方。先服前者一帖，停药一日再服后者一帖，复停药一日再服前者。如此交替服至各四五剂，再前往诊脉吐下，继以清调，周而复始直至病愈。余被诊脉后，谓是五脏积热，所言证情凿凿。先予“紫葛丸”如梧桐子大者60粒，下咽即觉辛辣异常，旋感胸中热辣，愠愠欲吐而未能吐。半小时后复诊脉，予“十补丸”60粒暨清调方药，嘱带回服用。因路途遥远，3小时后始到家，已下午3时矣。立即将十补丸服下，入口味甘，带有人参气。服药后1小时，开始剧吐。所吐物尽是褐色黏腻之液，因先服之药有辛味，故吐时满口辛味，直吐至辣味渐消则吐自止。继而大泻数十次，始犹带粪，后者纯为稀水。至夜半尚不能止，以针灸针刺足三里、内庭二穴，立时止泻。次日身肢疲软，而胃纳不减，休息一日即体力恢复，吐泻之后，顿觉胸腹宽畅，三焦通达，神清气爽而诸症去矣。数月之病，除于一旦，正有不可思议者。陆放翁有句云：“纸上得来总觉浅，绝知此事要躬行”，诚见道之言也。余亲服吐下之药而效立见，以切身之体验，益知为人司命者，子和之书不可不读，子和之法不可偏废也。

附一：陈先生为余所开“清”方

大黄 9g，黄芩 9g，黄连 6g，槟榔 16g，木香 9g，附子 9g，肉桂 6g，白术 9g，神曲 18g，茯苓 16g，泽泻 12g，当归 9g，延胡索 6g，青陈皮各 9g，半夏 9g，南星 6g。

附二：陈先生为余所开“调”方

黄芪 18g，党参 16g，白术 9g，陈皮 9g，升麻 9g，柴胡 16g，甘草 6g，当归 6g，木香 9g，槟榔 16g。

按：服吐下等烈性药物后，常见“瞑眩”现象，亦即药物反应之一端也。孟子曰：“若药不瞑眩，则厥疾不瘳。”然则“瞑眩”现象，益欤？害欤？何以别之？余于临证之中，药物反应者数数见之，其状各不相同。要凡反应之时，对病者之精神状态无明显影响者，则为药病相当，是药力祛病之应也。反应之后，自有效验可见，孟子所说者，即此之谓也。若反应之时，病者之精神状态明显受其影响者，如见精神萎顿、正气不支；或心绪烦乱、意不自守；或言语错乱、神识不清等，则属药不应病，或是药重伤身之害，速宜设法补救，不可掉以轻心。凡服重药剧药者，宜加慎焉。

一剂知二剂已

——经方速效在攻邪

（一）

“一剂知二剂已”语出《素问·腹中论》，意思是见效极快，喝一剂就得效，喝两剂就治愈。

“一剂知”之“知”与“以知为度”之“知”意义是相同的。

“以知为度”见于《伤寒论》247条麻子仁丸方后注，其意在《简明实用伤寒论词典》中解释为“痊愈之意”，我认为解释为“得效”更符合原意。使用丸剂未效需要“渐加，以知为度”，意为如果量不足是不会得效的，一直加量至得效剂量才可。结合《黄帝内经》中的“一剂知二剂已”，我们便可得出，服药必须要见效，不见效则无法速已。

《伤寒论》中汤剂未效则“后服小促其间……服一剂尽，病证犹在者，更作服……服至二三剂”，也是此意。后世吴鞠通在《温病条辨》中银翘散的服法也是仿此“病重者，约二时一服，日三服，夜一服……病不解者作再服。”可谓善学仲景者也。

起效神速，非攻邪法不可。

《素问·阴阳应象大论》言“故邪风之至，疾如风雨。故善治者治皮毛，其次治肌肤，其次治六腑，其次治五脏。治五脏者，半死半生也。”

“邪风之至，疾如风雨”，不速攻邪，贻误战机，候其传变，即为杀人！

与“王道无近功，久用自有效”比起来，“一剂知二剂已”是典型的近功，只有用“霸道”求得。为医者王道霸道之法皆不可偏废。

笔者曰“王道霸道皆是道，要在度中反复调”。

（二）

慢性荨麻疹为难治之疾，用麻黄剂后初服无效，改变服法后，却效如桴鼓，获效本在意料之中，而获效之速却在意料之外。

患者李某，男，33 岁。起病原因为 2008 年冬天清理水箱，症状为遇风冷则手上起疹，奇痒无比，冬天重夏天轻，中西药治疗 1 年无显效。2009 年 12 月 24 日初诊，左脉细滑，右脉浮滑，舌苔白，舌下淡暗。平素出汗少，口干不苦，欲热饮，不能饮冷，饮冷则腹中不适。其证内外皆寒，口干为寒饮内停、水液不得正化所致。素汗少，又逢冬日水寒外侵，肌表因寒而郁。右脉浮为正气有抗邪外出之势，因其证、顺其势治以麻黄附子细辛汤原方，麻黄 9 克，制附子 9 克，细辛 6 克，4 剂，嘱大火熬开后，小火久煎 120 分钟以上，取药液分 2 次温服，药后温覆，身体发热、得微汗则可望速愈，汗后余药勿服。

2009 年 12 月 28 日二诊，患者诉未发热，更无汗，了无寸效。诊得脉证同前，治以麻黄汤原方加附子、细辛，加强发表之力。麻黄 18 克，桂枝 12 克，杏仁 12，甘草 6 克，制附子 9 克，细辛 6 克，5 剂。嘱久煎 120 分钟以上，第一剂分 3 服，隔两小时服 1 次，药后温覆，得汗则停后服。

若无效，第二剂，分2服，隔1小时服1次，得汗则停后服，无效则继续缩短服药间隔，可1日服至2到3剂。

1周后2010年1月4日反馈，病已愈十之八九，药还余两剂。详细服药情况为，患者因白天工作繁忙，煎药、服药都在晚上，第一天晚上服第一剂，量少间隔长，无效。第二日晚，从晚9点服药至次日凌晨1点，4小时内喝完2剂，服药4次，隔1小时服药1次。加之因白天劳累晚上瞌睡电褥子忘记关掉低温开了一夜，一夜处于身热汗出中。第二日起床后，发现病证已失。停药观察5天，病情无反复，欣然来告。症状只余手指中节背面略觉发冷，出汗不多，处方以麻桂各半汤加减以善后。2010年1月13日回访一切均好，嘱咐平常多服生姜、红糖水，务求经常得微汗。

可见临证中不仅要重视方药，更要强调服药方法。

《医宗金鉴》中论及麻黄汤时讲到“庸工不知其制在温覆取汗，若不温覆取汗，则不峻也”，是说如果不温覆，就起不到很有力的发散作用。上诉病例中，患者服药后睡在开着电褥子的被窝中，极好地做到了温覆，这也是其起效迅捷的原因之一。近代中医学家张山雷在《本草正义》中说：“麻黄发汗，必热服温覆，乃始得汗，不加温覆，并不作汗”。

本例发汗并非“微似汗”，而是大汗，速效而未伤人，其原因在于患者身体壮实，病机为寒而无湿。

临证需小心，不可孟浪，毕竟“人命至重有贵千金”（孙思邈语）。

（三）

大黄牡丹汤为攻邪之方。

出自《金匮要略·疮痈肠痈浸淫病脉证并治第十八》：“肠痈者，少腹肿痞，按之即痛，如淋，小便自调，时时发热，自汗出，复恶寒。其脉迟紧者，脓未成，可下之，当有血。脉洪数者，脓已成，不可下之，大黄牡丹汤主之。”原方为“大黄四两，牡丹一两，桃仁五十个，瓜子半升，芒硝三合”。原煎服法为：“上五味，以水六升，煮取一升，去滓，内芒硝，再煎沸，顿服之，有脓当下；如无脓，当下血。”

笔者使用此方时多注意便秘一症，发热则可有可无。笔者治一30岁女性高某，因面部色斑、痤疮，与大剂量小青龙汤原方服用1月后，面部汗出，色斑、痤疮大减，却出现大便干，白带带血，右下腹疼痛剧烈的急性症状，当地医生考虑“急性阑尾炎”，欲治以大剂量抗生素，询于余，答曰先来看看再作定夺。急驱车来诊，诊后处以大黄牡丹汤原方（考虑脓未成用冬瓜子），芒硝剂量较大，嘱咐逐次冲入汤药中，未泻则加，得泻则止，疼痛消失则余药勿服。复诊时诉服药一煎即得泻疼痛大减，服药一剂半疼痛消失停药。后继续用辛温药物治疗色斑、痤疮，未再出现“大便干，白带带血，右下腹疼痛”情况。

笔者曾见过北京中医医院张广中博士使用本方治疗阑尾炎很完整的一则病例：患者张某，男，21 岁。2010 年 4 月 26 日以“脂溢性皮炎，痤疮”初诊于北京中医医院张广中博士处。治以疏风祛湿、清热解毒为法。

2010 年 5 月 4 日二诊：患者今晨 4 时出现右下腹疼痛，于北京民航医院查体：发热不明显，二便调。腹部平软，麦氏点压痛（+）。辅助检查：血常规示白细胞总数 17.9×10^9/L。尿常规镜下可见白细胞 2 个。腹部 B 超提示：右下腹阑尾可见一 2.5cm × 1.8cm 欠均匀偏低回声，外形欠规则，边界欠清，可见点状血流信号，阑尾炎可能性大。民航医院建议住院手术治疗。患者惧怕手术，欲求中医治疗。刻下右下腹持续疼痛，阵发性加剧，腹部平软。口干，汗多，纳可，脉细，舌淡红，苔根薄黄腻。证属瘀热阻滞，治以大黄牡丹汤原方：大黄 9g，丹皮 9g，桃仁 12g，冬瓜子 30g，芒硝 9g。3 剂水煎服。

2010 年 5 月 7 日反馈：患者诉服药 1 煎后即疼痛减轻，1 剂药物服完已基本无疼痛，服药 2 剂后疼痛完全消失。

患者身热、汗自出，考虑有里热，且患者痛有定处，为瘀血之征。病机为瘀血与热毒阻滞，故以大黄牡丹汤很快治愈。原方后的“有脓当下，如无脓，当下血”历来备受争议。大多数医家认为此方用于肠痈初起尚未成脓者。如《胡希恕讲伤寒杂病论》中指出：“此时若脉迟紧，邪热正蚀血肉，为正在酿脓之兆，其脓未成，可以大黄牡丹汤下之，当下出瘀血。其脉洪数，热邪腐脓已成，热势复张于脉中……完全成脓者，方不可服。”亦有一些医家认为此方既可用于无脓者，亦可用于脓已成者。方后注明言“有脓当下，如无脓，当下血”，指脓已成者，服药后下脓或泻下，脓未成者，服药后，下瘀血。清代医家尤怡与杨旭杰所著的《金匮要略心典》即曰："大黄牡丹汤，肠痈已成未成，皆得主之，故曰：有脓当下，无脓当下血。"

大黄、芒硝泄热软坚、宣通壅滞，桃仁、牡丹皮活血化瘀，瓜子有甜瓜子、瓜蒌子、冬瓜子之争，但功用总为排脓散壅消肿，甜瓜子善于化痰、排脓，脓成者宜之；瓜蒌子善于清肺、滑肠，肺热便闭者宜之；冬瓜子善于消痈、利水，脓未成者宜之。一般情况下三药可通用，也可同用，本案中所用为冬瓜子。诸药相合，共奏化瘀泄热消痈之功。

（四）

小青龙汤《伤寒论》中两见，《金匮要略》中三见，所治病机不外"水气"与"饮"，症状为咳、喘、吐涎沫等。仲景原方所用为大剂，为攻邪之方。

《和剂局方》定位本方于"治形寒饮冷"。此方药物可分两类，一以治形寒，一以治饮冷。这种解析有机械之嫌，对于进一步理解此方证病位为"心下"会有障碍，但对于初学者理解本方有提纲挈领的好处。方中麻黄三两、桂枝三两、芍药三两、炙甘草三两可以看作是麻桂合方加减治疗"形寒"；五味子半升、半夏半升、干姜三两、细辛三两治疗"饮冷"。

五味子和细辛两药需强调一下。五味子为治咳喘标症之要药，李东垣云："治嗽必用五味子为君，然有外邪者骤用之，恐闭住其邪气，必先发散之而后用之可也"，小青龙汤在发散的基础上使用五味子当为此意。细辛的剂量需要强调，仲景在方中用为三两，与其他药物剂量大致持平，而目前临床中遵"细辛不过钱"，常与其他药用量悬殊，这也应该是用此方效果不好的原因之一。考"细辛不过钱"乃古人专为散剂一次吞服而设的警戒，用汤剂，且多次分服，不必遵此训。

笔者素喜大剂，但治本院一 50 岁女性，舌质胖淡而白嫩，咳嗽剧烈数日，夜不能寐，却用小青龙汤原方原药，剂量均为 1 克，实得益于与学友高建忠的交流。嘱大锅熬药，锅开后即频频少量温服，温覆，得汗则停后服。翌日来告，咳嗽服半剂则止，无奈要上班不可再温覆，在手术室空调下工作半日复咳，然程度较前轻，开大剂真武汤与小剂小青龙汤合方，嘱耐心服用，久用无弊，可起到调整体质的作用。数日后反馈咳嗽已愈，舌质较前略好，嘱调整体质方继服。

用如此小剂量的小青龙汤治疗咳嗽，一定是仲景先师没有想到的。

学友高建忠方用仲景，法取东垣，用攻邪之剂小量于虚人患有实邪者，作用于上焦，频频报捷，实为东垣后仲景又一功臣。

笔者因所治为舌质胖淡有齿痕之下焦阳虚潜质的患者，故以小剂法治疗，不料取效亦速，始信小剂攻邪之法。

（五）

麻黄加术汤见于《金匮要略》，目的为“发其汗”。术在仲景时代当多用白术。麻黄加白术，发汗而不过；白术加麻黄，可借发散之力行表里之寒湿郁滞。寒湿盛者，可以苍术代替白术。

《金匮要略·痉湿暍病脉证并治》曰：“……汗之病不愈者，何也？盖发其汗，汗大出者，但风气去，湿气在，是故不愈也。若治风湿者发其汗，但微微似欲出汗者，风湿俱去也。”

2010年4月8日上午，笔者治疗两个迥然不同的病证，却用了麻黄加术汤，同方同药同用法，取效均甚快捷。

患者张某，男，48岁，为初诊患者。因每晚3点～5点腹股沟疼痛，牵涉背困2月，诊之左脉细弦，右脉缓滑，舌暗，苔黄白微腻，边有齿痕。辨为寒湿阻滞，处以麻黄加术汤原方。麻黄15克，肉桂10克，杏仁10克，炒甘草5克，苍术20克。嘱宽水一次煎法，煎煮90分钟，服药后注意温覆，周身得微汗则停后服。

患者杨某，女，44岁，为笔者老患者，因甲减断断续续服药20年，经笔者纯中药调治，优甲乐已经停服9个月，2009年9月28日停止治疗后一直身体状况稳定，精神好，工作忙亦不累。此次因汗少，无表热，音哑，嗓子不利诸症下午重来诊，诊之双手脉细弱，舌苔白腻，舌下淡。辨为寒湿闭阻肺系，方药及用法均同上。

2010年4月12日两患者均来复诊。

张某诉定时疼痛两剂后已无，补述其发病原因为在机车上受风寒（其职业为火车司机），疼痛特点为久坐则疼痛，运动后缓解。为一诊寒湿阻滞的判断提供了新的佐证。因其舌质变化不大，原方加川乌9克，细辛6克调整体质、巩固疗效，嘱久煎150分钟以上，服用方法同前。随访未复发。

杨某诉两剂得微汗遍身，诸症均愈。且诉服药第一日出现入睡困难，第二日胃口有轻微不适。现已无不适。因眼周有水斑，口周有水环，面部整个有水色（水即黑，请参刘渡舟老相关学说），背微凉。要求继续服中药调理，处以小青龙汤原方。半夏9克，五味子18克，细辛第一剂3克每日递增3克，余各24克。嘱一次煎法，久煎90分钟。如有不适立即停药。

“湿性黏滞”，以上两案都有湿象，及肺系阻滞之象，故一两按小剂量的5克使用（杏仁按2两计），未用大剂猛攻，并且在用法中强调了“周身得微汗”。

张某的辨证要点在于时间，“晚3点～5点”定时疼痛，此为寅时，正合“肺经主寅时”之意，故以麻黄加术汤治疗肺经寒湿，取效快捷。

杨某的辨证要点在于“音哑，嗓子不利”之类似热证，如何可用辛温药物治之？这就涉及黄煌教授的“方——证——人”学说。患者是笔者的老病人，我素知其体质阳虚，加之刻下汗少，无明显热象，故以麻黄加术汤“发其汗”取得了很好效果。其服药后出现入睡困难，为服用麻黄剂“发其阳”之通病，可以在用药前先提醒患者，以免其疑惑。只要不持续很久，当自行恢复。

（六）

麻黄、大黄类方攻邪之力多靠药力，而吐法攻邪之力却全在于法。

对于吐法，笔者观点是顺势而为，不用专门吐的药物。只以寻常药物，多饮汤水，诱发邪气上越之势。验案不多，以下举一例旨在抛砖引玉。

一患甲减数十年之60岁妇女，剧烈咳嗽1月余，考虑其虽属虚人，然邪在心下，时有欲吐之势而不得吐，故咳嗽剧烈，影响饮食、睡眠、精神，根据“顺势而疗”的原则，处以栀子甘草豉汤，嘱大锅熬药，大碗温服汤药，欲吐则以鸡毛探之，求畅吐，得吐则停后服。2天后复诊曰咳嗽已愈，言吐出如鸡子黄大胶样痰涎后，咳嗽立止。遂停药将养数日后，复以王道之法治其甲减。

外邪不解而热郁于经

——麻黄治疗哪种血证

（一）

《中医内科学》五版教材对于血证的描述有“凡以出血为主要临床表现的病证，均属本证的范围……鼻衄、齿衄、咳血、吐血、便血、尿血、紫斑等”。翻阅此书，我们会很容易得出结论：如此众多的血证，均与辛温发散的麻黄剂无关。书中引用了明代医家张景岳的“凡治血证，须知其要，而血动之由，惟火惟气耳”，并由此导出血证“凉血止血、收敛止血或活血止血的”大法。而对于张景岳说的血证尚有“外邪不解而热郁于经”的一类“动火之因”，在讨论治疗策略时，根本未予考虑。而这点正是麻黄剂在血证中的用武之地。

（二）

《名医类案》载陶节庵治一人伤寒四五日，吐血不止，医以犀角地黄汤等凉血剂治而反剧。陶切其脉，浮数而紧，曰：若不汗出，邪何由解？进麻黄汤一服，汗出而愈。此案即“外邪不解而热郁于经”的经典注脚。吐血的原因是有火，但是中医看病的要求是“见痰休治痰，见血休治血……有热莫攻热……明得个中趣，方是医中杰”。见有血就治血，见有火就攻火，这正是前医误用犀角地黄汤凉血止血的原因。那应该如何呢？应该是见到吐血一定要思索吐血的核心病机，想到有火必须去寻求火之产生根源，那样才能做到不治血而“血自止”的效果。上述吐血案的核心病机为表闭营郁，化火动血，故“进麻黄汤一服，汗出而愈”。

（三）

《伤寒论》中麻黄汤治疗血证相关条文有三：

一为第 55 条“伤寒脉浮紧，不发汗，因致衄者，麻黄汤主之”。除了衄血与吐血的区别外，55 条与陶氏案甚相吻合，可以用四个字概括——“汗以代血”，即以出汗泄热代替了出血泄热，改变了郁热外泄的出口。

一为第 47 条“太阳病，脉浮紧，发热，身无汗，自衄者愈”。此条可以概括为“血以代汗”——按治疗来讲，无汗脉浮紧当用麻黄汤等发汗，这里出血泄热的“自衄”代替了出汗泄热，达到了郁热外泄的治疗目的。人体正气有“夺路”排邪自愈的趋势，医者应该识得自愈的表现，效法之，助长之，此为“顺势”而疗。

一为 46 条“太阳病，脉浮紧，无汗，身疼痛，八九日不解，表证仍在，此当发其汗。服药已微除，其人发烦目瞑，剧者必衄，衄乃解。所以然者，阳气重故也。麻黄汤主之”。此言当发汗，但是“汗出不彻”，邪只是“微除”，经过治疗没有使郁热外泄而“愈”。若人体正气尚足，则会自发排邪，“发烦目瞑”“衄”都是“欲解”的表现。“衄”为排邪的极致（“剧者”），出现“衄乃解”，实质还是“自衄者愈”之意。后面的“所以然者，阳气重故也”，是“自衄者愈”的原因。“重”笔者理解为重叠，本身有尚可的阳气，在未“服药”时赖其自行驱邪，则力量不足。但是在“服药已微除”后，正邪的力量对比发生了改变，本身的阳气加上“服药已”激动的急欲外泄的郁热，成就了“阳气”之“重”，促成了“衄乃解”的结局。

（四）

《伤寒论》三条条文都提到了鼻衄，是否只有见到鼻衄才能用温散的方法呢？不是。三条中有两条提到麻黄汤，是否治疗血证辛温发散的方剂只能选择麻黄汤呢？也不是。

中医讲求方与证合则会桴鼓相应，方有方治疗的核心机制，证有证形成的核心机理，只要方机与证机相吻合，则会投无不效。《黄帝内经》有言“治病必求于本”，笔者认为可分两层理解：“治必求于本”和“病必求于本”，与前面讲述的方机、证机同义。麻黄汤治疗的核心机制——“治之本”是开腠散郁，使热有出路。血证中有一类的核心机理——“病之本”是外邪闭表，热郁于内，没有外泄之机，化火动血。知道了这些，便获得了麻黄剂治疗血证的“圆机活法”，不必照猫画虎，而可以举一反三，得心应手了。

以下谈的是麻黄汤方族中其他方剂治疗血证的一些例子：《河北中医》2006年载《外感风寒衄血验案三则》一文，文中提到服麻黄汤后衄血，治以麻杏石甘汤加赤芍药、桑白皮获效。《百家验案辨证心法》一书中转载了1993年《江苏中医》杂志的“太少两感鼻衄”案，以麻黄附子细辛汤加炮姜、甘草治愈一老年男性感冒后鼻衄。还转载了一篇源自1990年《上海中医药杂志》的“麻杏苡甘汤治血尿”案……麻黄剂治疗血证的报道很多，兹不赘述，有兴趣的朋友可以自行查阅。

看来血证尚有“外邪不解而热郁于经”一类“动火之因”，麻黄方尚有发表解郁，散邪止血的应用。

麻黄剂，临证不可因喜之而误用，亦不可因畏之而当用不用。

（五）

笔者临床主攻之银屑病，多数学者视为“血证”，辨证多从“血热、血虚、血燥、血瘀”入手，治疗多以凉血活血、清热解毒为大法。笔者从临床出发，以汗为切入点，以“汗以代血”的思路应用麻黄剂治疗，对于初次发作之急性患者疗效显著，以此为起点开始了广汗法治疗银屑病的研究。

探讨症状的积极意义

——红汗、白汗与正汗

（一）

清代医家徐灵胎在其《伤寒论类方》中有言“血由肺之清道而出，与汗从皮毛而泄同”。

“汗从皮毛而泄”在人体本能来讲，就是出汗，治疗上叫作汗法。

“血由肺之清道而出”在中医学里叫作“衄”，“俗语所云红汗也”，一般是被当作疾病、症状治疗的。

在徐灵胎看来，“红汗”的作用和汗“同”，也能解“热邪”。这给我们看待一般意义的“症状”，提供了一个尊重人体自疗机能的视角。通俗了讲就是：医学所认为的很多需要被治疗的症状，本身是身体自我调整的外在表现，很多时候不应该被压制“治疗”，而应该给予鼓励和帮助。

顺着这条思路，治疗症状时不可压制，而应顺其势，促其通。

（二）

作为人体自然本能的汗，是与汗法有着本质的区别的。

在人体处于相对健康状态的时候，汗多、汗少、汗局限等不正确的发汗都会经过人体的缓冲，不会对人体产生太多不良的影响。

而人体处于病态，就需要用规范的治疗来恢复健康，这就要求“汗之得法”。

汗法称之为法，即汗之有度之意。需要出现符合包括“发汗三要素”在内的，诸多规则的正汗，才会有治疗意义。

（三）

《伤寒论》24条云：“太阳病，初服桂枝汤，反烦不解者，先刺风池、风府，却与桂枝汤则愈”。

与前文讲的46条、47条、55条合起来理解这条，对于“红汗”积极意义的理解可能会有些帮助。

“服桂枝汤”后“烦”，笔者理解为表邪“欲解”，而不得解。这时候，使用开腠启闭的麻黄汤发汗可解；得衄可以“衄乃解”；“刺风池、风府却与桂枝汤”也可解。我们可以把针刺理解为一种主动的“衄”，与衄、与汗通用的方法。

思路放开后，我们会发觉包括取嚏、刺络放血、针刺、得衄、熏洗、沐浴等，都成为了与麻黄汤发汗可同用、可互助、可替代的治疗手段，这不就与金元四大家之一的张从正“汗吐下三法可兼众法”的“汗法”相通了吗？

（四）

银屑病之白屑是帮助、分担汗之功能的一种表现，是人体欲自“解”邪的本能的一种体现。可惜的是，这种本能与“衄”一样，常常被医患共同误解，不是给予鼓励和帮助，而是一味地压制。

明白了银屑病皮损的积极意义后，我们将银屑病称为“白汗”。把它与上文提到的麻黄汤、衄、针刺等联系起来，便构成了“泛汗法”。

充分认识到症状对于患病机体的积极意义，及对于治疗方向的提示意义，治疗手段便丰富了起来，如运动、晒太阳、吃发物等皆可成为“汗法”中的一部分。

当代名医赵绍琴对于汗法作了如下定义：“汗法即通过各种治疗方法，包括药物、针灸、推拿、饮食及运动疗法，达到汗出邪去的目的”。赵老所言实质为与“广汗法”相适应的治疗手段“泛汗法”。

（五）

将“红汗”、“白汗”和广汗法之“正汗”并列起来，首先可以去除患者对于疾病的恐惧和让其理解汗法治疗的原理；其次可以更好地将汗法的规范用于治疗过程中外在表现的解释上。

1. 汗出宜彻。“白汗”也是一样的，故出现“好转五征兆”中的变多（在变散和变薄的基础上）不应慌乱。

2. 汗以代癣。用种种手段求得“正汗”，代替“白汗”疏散体内的邪气，即治疗的核心机理所在。用积极、主动、多渠道的“泛汗”手段，取代患者畏惧、不愿接受的“白汗”之病，实践证实是可行的。

暴性之药，可化暴为良

——麻黄汤临证“守方”与“活法”

（一）

麻黄汤作为《方剂学》第一方，效果如何？以笔者临床体会及前贤论述，使用恰当，确可效如桴鼓。但为何不能获得广泛地使用呢？

近代著名医家祝味菊在《伤寒质难·第十四篇》中道出了原因，“凉药阴柔，隐害不觉；阳药刚暴，显患立见……譬如水火，水寒火热，犹药之有温凉也……水能死人，而人不知畏；火有殊功，而狎之者鲜。亲水而远火，避淑而就慝，人之常情也……。”麻桂剂属于典型的“阳药”，如果用错了，会“如君子之过，路人尽知”，不容易遮丑，所以医者避之属于“人之常情也”。但同时说明了麻黄汤犹如烈马，驾驭的当确可作用非凡，但驾驭它却需要费很多心思。

麻黄汤的使用在《伤寒论》中就提出了诸“不可”，后世注家多认为“不可”是使用的禁忌，而祝味菊先生却云“夫暴性之药，配置得宜，亦可化暴为良……脉虚血少，兼滋则麻黄可发”。经过1800年的流传，麻黄汤的“紧箍咒”越戴越多，如“热证不能用麻黄汤”，“盛夏不得用麻黄汤”，“江南不宜用麻黄汤”，“虚人不可用麻黄汤”等等。

议方时设置了太多的障碍，难怪临证时百无一用。

（二）

《经方杂谈》中有章次公治疗曹颖甫夫人“坚决”使用麻黄汤的记载：“……盖被卧，恶寒甚，覆以重衾，亦不能温。口角生疮，而目红，又似热证。腹中和，脉息浮紧有力。温覆已久，汗仍不出，身仍无热。当以天时炎暑，但予：麻黄二钱，桂枝二钱，杏仁三钱，甘草一钱。服后，温覆一时，不动声色。再作一剂，麻桂均改为三钱，仍不效。更予一剂，如是续作续投，计天明至中午，连进四剂，了无所出。计无所出，乃请章次公来商。次公按脉察证，曰：先生胆量，何其小也？曰：如之何？曰：当予麻桂各五钱，甘杏如前。服后，果热作，汗大出……”天时炎暑是热；口角生疮，目红是热；曹颖甫已在半日内给其夫人服下4剂麻黄汤，没有动静。以上诸项都不支持再使用麻黄汤，但是章次公“按脉察证”，继续处方以麻黄汤，麻桂加量，果然“不满半小时”即知。

辨证明确为前提，有麻黄汤证，就一定要用麻黄汤方。药不中病，有时候是剂量不足。

“按脉察证”，脉在前，证在后，看来某些临床工作者忽视脉象研究的风气不可助长。忽视脉象的言论和盲目夸大脉象诊断意义的做法，都是对中医发展有害的，在当前都有市场，与当下的浮躁学风、医风关系甚大。

（三）

宋代伤寒大家许叔微在《普济本事方》卷第八中的病案，是创造条件，等候时机成熟再用麻黄汤的范例，用许叔微的话来讲就是“须顾其表里虚实，待其时日”。

“昔有乡人丘生者病伤寒，予为诊视，发热头疼烦渴，脉虽浮数无力，尺以下迟而弱……虽属麻黄证，而尺迟弱……未可发汗。予与建中汤加当归黄芪令饮。翌日脉尚尔，其家煎迫，日夜督发汗药，言几不逊矣。予忍之，但只用建中调营而已。至五日尺部方应，遂投麻黄汤，啜第二服，发狂，须臾稍定，略睡，已得汗矣……”。

最初就有“麻黄证”，但“尺迟弱”，如果马上发汗，得到的结果是“暂时得安，亏损五脏，以促寿限”。用药须识“次第”，治疗不仅要看眼下的效果，更要关注患者的整体、长久的健康。作为伤寒大家，许叔微用了5天的时间“建中调营”，虽“其家煎迫，日夜督发汗药，言几不逊”，也不乱“次第”，直到“尺部方应”，才“投麻黄汤”。

攻邪之法效如桴鼓，条件成熟马上用，条件不成熟时创造条件也要用。

（四）

岳美中先生有“治慢性病要有方有守”之论，治急性病也须“有方有守”。只要识得“麻黄汤证”在，即使有诸多“禁忌”，条件尚不成熟，也要“守方”，并且要敢于“加量”“促其间”。实际临床中更多用到的是麻黄汤方的加减。

《经方实验录》载“予友沈镜芙之房客某君，十二月起，即患伤寒。因贫无力延医，延至一月之久……察其脉，浮紧，头痛，恶寒，发热不甚，据云初得病时即如是。因予：麻黄二钱，桂枝二钱，杏仁三钱，甘草一钱。又因其病久胃气弱也，嘱自加生姜三片，红枣两枚，急煎热服，盖被而卧。果一刻后，其疾若失。按：每年冬季气候严寒之日，患伤寒者特多，我率以麻黄汤一剂愈之，谁说江南无正伤寒哉？”加“生姜三片，红枣两枚”是曹先生的临证“活法”，与许叔微的“建中调营”有异曲同工之妙。

《医学衷中参西录》里为麻黄汤契合“今病”提供了更多“活法”。如“若其热不复还表而内陷益深，其热必将日增，此即太阳转阳明之病也……用麻黄汤时，必加知母数钱以解其内陷之热……其寒润之性入肺中化合而为汗……”；“其人阳分虚者，又当于麻黄汤中加补气之药以助之出汗……诊其脉六部皆无……于麻黄汤原方中加生黄芪一两，服药后六脉皆出，周身得微汗，病遂愈。”；“阴分素亏，脉近六至，且甚弦细……恐不可用麻黄强发其汗……加生怀山药、北沙参各六钱。嘱其煎汤服后，若至两点钟不出汗，宜服西药阿司匹林二分许以助其出汗。后果如此服之，周身得汗而愈矣。”这里不仅加了中药，而且用了西药。又“小便色黄……加知母八钱，滑石六钱”、“素有吐血病者……去桂枝以防风二钱代之……加生杭芍三钱”等等，一言以蔽之，“宜因时、因地、因人细为斟酌”。

（五）

笔者曾师先贤“守方”“活法”，以麻黄汤加减成功治疗一“衄家”。患者女性，15 岁，确诊再生障碍性贫血已 9 年，因患银屑病 6 月就诊，治疗 3 月，始终以麻黄汤法，取效甚佳。再障病史 9 年属“衄家”无疑，用辛温发汗法治愈银屑病的同时，"衄"不仅没有加重，反而症状和各项指标均较前为好，至今已随访半年，情况良好。足证《伤寒论》中诸"不可"只是着重强调以引起注意之意，应该理解为慎用、缓用、不可贸然使用、创造条件才可使用，绝非禁忌。

麻黄汤在当今不仅有其用武之地，而且通过用心体会也并不难用，大可不必视"麻桂如蛇蝎终生不敢一用"。方虽"峻猛"，恰合"良医以活人"之旨。

有终生不用麻黄汤之医者，并非未见麻黄汤证，实为视而不见，不识麻黄汤证也！

清初著名学者顾炎武在其《日知录》卷五《医师》中说"古之时，庸医杀人；今之时，庸医不杀人，亦不活人，使其人在不死不活之间。其病日深，而卒至于死。"

麻黄汤类经方为攻邪之剂，当用，却不可乱用。

去麻黄，加杏仁

——病求于本，治求于本

（一）

《金匮要略·痰饮咳嗽病脉证并治第十二》云"水去呕止，其人形肿者，加杏仁主之，其证应内麻黄……"是说从饮逆形肿一证而论，用麻黄最好，如前面所述溢饮之治，用大、小青龙汤。那为什么此处仲景不用麻黄而要用杏仁代替呢？

《伤寒论·辨太阳病脉证并治中第六》云"伤寒表不解，心下有水气……小青龙汤主之……若喘，去麻黄，加杏仁半升……麻黄主喘，今此语反之，疑非仲景意"。在这里，现存的《伤寒论》原文出现了矛盾：一说若出现喘要去麻黄加杏仁；一说仲景的用药思路是麻黄主喘，这里若出现喘要去麻黄，怕不是仲景原意。到底仲景原意是什么？临床该如何使用？

（二）

要明白这些，需要先搞清楚“病之本”和“药之本”的问题：

“观其脉证知犯何逆”之“逆”。有学者撰文称“逆”就是病机，是病之本，笔者甚为赞同。“观其脉证”是医者都会做的，而能不能探究到真正的“逆”才是医者医术高低的分水岭。《伤寒论》序中仲景明言“见病知源”，“源”是什么？是病本，“见病知源”即辨证求本之意。仲景一再告诫不可“忽弃其本，华其外而悴其内”，不可“头痛医头脚痛医脚”，然而当今还有很多学者在机械地按着仲景书中举出的有限的例子来“方证对应”。应该迷途知返了。

怎样学习方药功效才能够实现“求于本”呢？只学到“麻黄主喘”，“其人形肿……应纳麻黄”的学习方药功效的方法能够“求于本”吗？姜建国教授有一段话，治疗这种学习方法的错误颇能触及根本。他认为古今研究中药功效的著述有一个通病——“不分药与用，不分主与次，面面俱到，未及本质。”

研究中药功效应分清药与用的问题，“药，指药物本身固有的功能；用，指药物临证的具体运用。中医临证用药，用的学问远远大于药的学问。这是因为药是有定规的，用却是圆活的……”以中药的药混淆药物的核心功效的错误源远流长，这样的功效学习能让你学到“麻黄主喘”，“麻黄治肿”。却学不到“麻黄为什么治肿、治喘”、“麻黄治什么样的肿、什么样的喘”、“什么时候不能用麻黄治肿、治喘”。

（三）

麻黄的核心功效是“发其阳”（语出《金匮要略》），通过“发其阳”实现其“发汗解表、宣肺平喘、利水消肿、宣通闭阻”等诸多功用。

李心机教授以“用麻黄者，以麻黄发其阳故也，不用麻黄者，亦因麻黄发其阳故也”，来总结小青龙汤治喘麻黄的去留问题。

“外寒内饮，下焦阳气不虚，则留用麻黄；若外寒内饮，下焦阳气不足，则去麻黄”，这就解释了小青龙汤治喘去麻黄的机理。小青龙汤证本有潜在的下焦阳虚为基础，这个可以以“水气”的成因，和小青龙汤“若噎”去麻黄加附子的变化作为佐证。刘渡舟老先生反复强调用小青龙汤需中病即止，止后及时使用苓桂术甘剂善后也是注意到下焦阳虚的问题，防止发越下焦虚阳之意。

《金匮要略》文中的“形肿”也在使用小青龙汤后出现，“水去呕止，其人形肿者，加杏仁主之，其证应内麻黄……”。想到使用麻黄，却没有用的原因与以上相同，也是因为麻黄“发其阳”的缘故。

（四）

不用麻黄就一定要用杏仁吗？这又涉及杏仁的核心功效问题。

姜建国教授认为：“一言以蔽之，杏仁主降肺气。即《神农本草经》‘下气’之谓也”。《古今药方纵横》将杏仁的核心功效定位在“润降”，与《神农本草经》所述大同小异。

以“下气”的杏仁代替“发其阳”的麻黄的原因，《本草便读》讲得很好：“杏仁之性似无辛味。似乎只有润降之功，而无解散之力，但风寒外来，肺气壅逆，不得不用此苦降之品，使气顺而表方得解……”杏仁“润降”、“下气”，作用的靶点在气，气顺则表解，气顺则喘解，气顺则肿解。

不可用“发”之麻黄，则用“下”之杏仁，都可以达到“气顺”的目标。

（五）

再来讲喘、肿的“病之本”的问题。

喘、肿的核心机理皆在于肺气不调，如果没有下焦阳气不足，则麻黄宣肺顺气较速；如果有明显的或者潜在的下焦阳气不足，则“发其阳”不可用，退而求其次使用杏仁替代。

仲景方中麻黄、杏仁同用的方子有很多，其治疗的核心机理不外肺气的宣降。

在有下焦阳气不足的潜在危险时，仲景本着“既病防变”的原则，需用麻黄时，将着眼点更多地放在“治病求本”的高度而不是“症状”层次上，因此舍麻黄不用而以杏仁代替，乃“用其利必先避其弊”之意。

这也告诉当今医者对于病证应该“求于本”，对于方药的功效应该

"求于本"，只有方药的核心机理与病证的核心机理丝丝入扣，非常吻合，治疗才可能取得好的效果。这里讲的效果不仅是当下有效，更指患者身体长久的健康，即"既有近效，更求长效"。

得其人，得其时，得其法

——误用麻黄实例引发的思考

（一）

2009年误用麻黄一例，至今记忆犹新。

患者牛某，男，59岁。2009年5月14日初诊，主因全身皮肤大部肥厚，色暗，瘙痒剧烈五年余就诊。就诊前曾数经中西治疗，曾于北京空军总院住院治疗3月无显效。

患者由于工作关系平素饮食不节，多饮白酒（凉饮）。刻下舌苔白厚腻，舌下瘀暗，加之不喜上火，下肢皮损重，考虑为寒湿郁阻中焦。胸前汗出而胸前皮损和瘙痒最轻，提示得汗对于本病治疗当有效。遂制订温通发散、开腠解郁的大法，冀其"汗出而解"。

治疗开始前，进行了充分沟通。经过数年辗转，患者对治疗法则也做过很多思考，认识到中药清热利湿及急功近利的激素治疗无法解决根本，对于笔者温散的方法，治病求本的理论，"汗出而解"的治疗目标，及服用中药同时配合吃"发"物、多饮温酒、多晒太阳、多运动、多穿的治疗措施表示认同，这为开展治疗和误治后救误提供了良好基础。

医患达成共识后，治疗开始。初诊治以麻桂各半汤原方各6克，7剂。后麻黄用量逐渐由6克加至36克，其余药物参以麻黄加术汤、麻黄附子细辛汤等方方义加减，病情逐步减轻。

2009年6月22日，患者诉阴囊下坠、小便滴沥不通约一周。当时未予足够重视，麻黄保持36克不变，只于方中对症加入茯苓、滑石，处方：麻黄36克，肉桂15克，桂枝24克，细辛6克，干姜15克，甘草30克，三棱12克，莪术12克，桃仁12克，红花10克，茯苓12克，滑石15克，3剂。之后阴囊与小便症状时轻时重。

2009年7月2日，考虑到麻黄“拔肾根”，及舌苔变薄黄，停用麻黄剂，改用龙胆泻肝汤加减，4剂。

2009年7月6日，患者诉皮损加重，瘙痒加重明显，遂复用麻黄剂，麻黄用量为24克。服两剂后，以急性尿潴留急诊入院。

2009年7月9日，患者诉外科欲给其行前列腺切除术。经笔者反复解说，患者明白“急性尿潴留”是中药所误，并接受了再吃些中药看情况再定是否手术的建议，处方：平胃散各6克，五苓散各15克，4剂，水煎服。服用两剂后，小便通利出院。

继续中药治疗皮肤病，但麻黄无法再用，只要方中有麻黄，很快会出现小便不利，不知确是药物作用，还是心理原因。无论什么原因，对患者来说，麻黄再无用武之地。

（二）

治疗须依次第，不可急于求成。

经云：急则治其标，缓则治其本。慢性皮肤病何急之有？当效古圣先贤按部就班。

朱丹溪《格致余论》中载其师“治一病僧，黄瘦倦怠……每日以牛肉、猪肚、甘肥等，煮糜烂与之。凡经半月余……察其形稍苏，与桃仁承气，一日三帖下之……”邪去是为了正安，“邪去”是手段，“正安”才是目的。若斤斤于驱邪，驱邪时没有顾及到是否有足够的正气作支撑，忽略了对于正气的保护，则迷失了治疗的方向。

许叔微于此有经典论述：丘生有麻黄证，而尺部迟弱，以小建中加减服用五日后，尺部应，才与麻黄汤。案后评曰“医者……须顾其表里虚实，待其时日。若不循次第，暂时得安，亏损五脏，以促寿限……”可不慎哉？

（三）

治疗中出现“报警”信号，不可大意，要果断停用，否则悔之晚矣。

治疗中大剂猛药是可以小心使用的，关键在于要明白什么时候踩“刹车”，不可贪功冒进。首先应该关注的不是症状的缓解，而是患者的整体状况。

身体才是长效的根本。

如果患者最初出现小便滴沥时，笔者果断停药，及时反思，补充正气后，再行发散，则不会出现后面的结果。如果 7 月 6 日时针对患者症状加重的情况，首先考虑其正气，其“本”，而不以“症状的轻重”为导向，则结果将会改写。

本案例给笔者最大的教训是“不要被胜利冲昏头脑”。当时如果不是“只视其利，无视其弊”，而是稳扎稳打，遵循“攻击宜详审，正气须保护”，“候其正气来复”再针对症状治疗的话，后面的治疗会更顺利一些。麻黄为开腠解表、发越郁阳的不二选择，但是笔者用之过早，让患者对于麻黄留下了很深刻的印象，方中只要有麻黄，就会小便不利，使得麻黄再没有机会发挥其斩关夺隘的作用。

非麻黄误我，乃我误麻黄。

（四）

中虚、下虚者，不可“发”之。

李心机教授在《伤寒论通释》中，39 条“大青龙汤发之”后，选择了一大青龙汤误治案警示“里虚”不可发汗。“患者发热恶寒，身疼痛，烦躁不安已三日……脉沉弱。此为风寒闭遏、郁热于内，当舍脉从证，方选大青龙汤治疗……一服汗出如洗，身痛虽减，然恶寒更甚，手足冰冷，脉较前更弱。此为发散太过、汗多亡阳之征兆……脉沉主里，弱主虚，如此里虚之证……应舍证从脉，先用小建中或黄芪建中汤之类以培补中气，待里虚得复，再相应投之大青龙，可一汗而解也。”关于此点许叔微为我们作了成功的榜样，前文提到的治疗丘生的案例，即是“虚人伤寒建其中”的典范。

刘渡舟教授在其《伤寒论临证指要》中提到“下虚之人误用了小青龙汤，才出现了拔肾根、动冲气的种种后果……对年老体弱以及心肾虚衰患者，切不可孟浪投用……”《伤寒论》40 条小青龙汤后的 4 个“去麻黄”，如果从下虚来解释，会变得顺理成章。下虚不可用麻黄，仲景在其《金匮要略·痰饮咳嗽病脉证并治》中已有表述："麻黄发其阳故也"。

（五）

患者出现阴囊下坠、小便滴沥不通的时间是6月22日，为夏季。

春生、夏长、秋收、冬藏，都是指阳气的变化。

夏天自然界阳气是浮的，体内阳气与自然界相应，所处的位置也应该在上。在这个基础上"麻黄发其阳"便更容易出现下焦阳虚的状况。

天人相应的大趋势不可不察。

还有另一个可能是，麻黄蓄积导致下焦阳虚的状况。

麻黄由6克开始逐渐加至36克，在使用1个月后，出现"警报"。药效的积累也是不容忽视的。

看来麻黄不可久用，剂量不可过大。夏季久用尤当注意。

（六）

客观看待麻黄的禁忌证和适应证。

《伤寒名案选新注》中，百岁老中医熊寥笙有这样一段话"凡事都要一分为二，有其利，必有其弊，关键问题在于掌握麻黄汤的适应证，药与证对，确能起到起死回生的作用，如果不加辨证，盲目乱投……就成为置人于死的毒剂了。麻黄汤是如此，其他方剂掌握不好也是如此。"

关于"其利"和"其弊"的辩证关系，李心机教授说得很是精辟，"离开禁忌证片面强调适应证，临床上施方用药将失去法度，同样，离开适应证片面强调禁忌证，宛若作茧自缚"。我们不能犯"作茧自缚"的毛病。但同样不能"只知其利不知其弊"，"盲目"滥用。

吴鞠通有一段话，讲了禁忌证和适应证的客观性。"医生不得有善用之药，若有善用之药，必有不当用而用者；医生也不得有畏用之药，若有畏用之药，必有当用不敢用而误者"，对于喜用、自诩善用麻黄剂者是个警示，对于畏用、视麻黄剂为蛇蝎者是个鞭策。

无汗能发，有汗能止

——黄芪功效核心为治肌表衰弱

（一）

汪昂在《本草备要》中指出黄芪“无汗能发，有汗能止”。张元素也说过黄芪“无汗则汗之，有汗则止之”。

“有汗能止”较易理解。《汤液本草》称黄芪“治气虚盗汗并自汗”。

包亦林《世医得效方》设玉屏风散，以黄芪 180 克，白术、防风各 60 克，研细末。每服 6 克，每日 2 次，治表虚自汗恶风。关于玉屏风散诸家有不同意见，但对于黄芪止汗则无异议。秦伯未在《谦斋医学讲稿》中写道：某男，67 岁，经常感冒，往往一二月接连不断，症状仅见鼻塞咳痰，头面多汗，稍感疲劳。曾服玉屏风散，半个月无效果。用桂枝汤加黄芪，服后自觉体力增强，感冒随之减少。同样用黄芪而收效不同，理由是桂枝汤调和营卫，加黄芪固表，是加强正气以防御，乃“正足邪自去”之意。玉屏风散治虚人受邪，邪恋不解，目的在于益气以驱邪。一般认为黄芪和防风相畏相使，黄芪得防风，不虑其固邪，防风得黄芪，不虑其散表，实际上散中寓补，补中寓疏，不等于扶正固表。如果本无表邪，常服防风疏散，反而给予外邪侵袭的机会。

以上是关于黄芪固表时的配伍问题，接下来谈黄芪固表中的缓急问题，岳美中先生对此有深刻体会。他曾说：“我往年尝以玉屏风散作汤用，大其量，治表虚自汗。3 ~ 5 剂后即得汗收的效验。但不日又复发，再服再效，再复发，似乎此方只有短效而无巩固的长期作用。后见我院蒲辅周老医师治疗这种病证，用散剂每日服 9 克，坚持服到 1 个月，不独汗止，且疗效巩固，不再复发。我才恍然悟到表虚自汗是较慢性的肌表生理衰弱症，想以药力改变和恢复生理，必须容许它由量变达到质变，3 ~ 5 帖汤剂，岂能使生理骤复？”

（二）

《神农本草经》将黄芪列为上品，谓其“主痈疽久败疮，排脓止痛，大风，癞疾，五痔鼠瘘，补虚”，这应该是“无汗能发”的最早论述。《素问·阴阳应象大论》云“其有邪者，渍形以为汗；其在皮者，汗而发之”。“痈疽久败疮……大风，癞疾，五痔鼠瘘”都是“在皮”“有邪者”，“汗而发”当为正治。

以“无汗能发”的思路使用黄芪，历代不乏名方。如《备急千金要方》大枣汤，以黄芪四两，麻黄五两，附子一枚，甘草一尺，生姜二两，大枣十五枚，上六味，以水七升，煮取三升，每服一升，日三服，治历节疼痛；《太平惠民和剂局方》神效托里散，以黄芪、忍冬草各五两，当归一两二钱，炙甘草八两，上为细末，每服二钱，酒一盏半，煎至一盏，治痈疽发背、肠痈、奶痈、无名肿毒，焮作疼痛，憎寒壮热，类若伤寒，不问老、幼、虚人，并皆治之；《本草切要》载一方，黄芪、当归各二两，汉防己三两，金银花一两，煮酒饮之，治疗遍身虫癣疮疥；《外科全生集》代刀散，用炒黄芪、皂刺各一两，乳香、生甘草各五钱，研细末，陈酒送下，每服三钱，立穿一切外症。《验方新编》四神煎，用生黄芪八两，川牛膝三两，远志肉三两，石斛四两，用水十碗煎二碗，再入金银花一两，煎一碗，一气服之。服后觉两腿如火之热，即盖暖睡，汗出如雨，待汗散后，缓缓去被，忌风，治疗鹤膝风，一服病去大半，再服除根，不论久近皆效。笔者常以四神煎加减，加入白酒后下，治疗很多衰弱症表现为无汗者，如下肢动脉闭塞、体表顽固性溃疡、银屑病等，多数在 3 剂内见效。

（三）

黄芪一药，而有发汗止汗截然相反之功用，其理何在？邹澍《本经疏证》指出防己茯苓汤中用黄芪“非止汗者，特能引营卫中气，营卫中气行，邪气遂无以干……”岳美中先生说：“黄芪治肌表衰弱，是从仲景用黄芪诸方归纳出来的。肌表组织之能力恢复……”无汗是因为“肌表衰弱”，汗出也是因为“肌表衰弱”，黄芪的核心功效就在于“治肌表衰弱”，肌表“恢复”，则水去肿消；则无汗者得汗、汗多者汗止；则血痹得除；则肌力可复……

张元素言黄芪“甘温纯阳，其用有五：补诸虚不足一也；益元气二也；壮脾胃三也；去肌热四也；排脓止痛、活血生血、内托阴疽，为疮家圣药五也”，看似无所不容，实则未及本质。“黄芪是今日应用最广泛的一种补药，因为它应用最广泛，所以有的人在临床上应用得漫无标准，超出了它的应用范围，这是不能发挥黄芪本来的长处的”，岳美中先生所言之状况如今依然。如果追究其造成之缘由，张元素怕难辞其咎。历代本草书籍多罗列其末——配伍后的各种用途，而不究其本——“核心功效”，此风源远流长，学医者不可不知。

（四）

明白了黄芪的核心功效，使用黄芪便可脱却有汗、无汗的羁绊。《金匮要略》防己黄芪汤，条文中明言主治“脉浮身重，汗出恶风”，但方后注中却言“服后当如虫行皮中，从腰下如冰，后坐被上，又以一被绕腰以下，温令微汗，差。”有学者提出《千金要方》卷八所载才为本方真面目：黄芪五两，汉防己四两，生姜、白术各三两，甘草二两，大枣十二枚。方后注为“服了坐被中，欲解如虫行皮中，卧取汗。”从主治看本方证当有“汗出”，而从见效的标志来看也当有“汗”。此方证实际体现的是“汗出不解”和“汗出不匀”的两种病理状况。“汗出”之证从“汗”来解，这就提示了有汗的情况也能用“发”的思路治疗。

作为“补诸虚不足”之药，我们不仅要了解每类药的共性，更要努力去掌握每味药的个性，只有对于药物的个性——核心功效，掌握得越深入，临证才越能开出如经方般精炼，功用集中、不散漫的方子来。具体到黄芪，李东垣认为“黄芪与人参、甘草三味，为除燥热肌热之圣药”，如果我们止步于此，开方子的时候只能三药并用，不会分开来用。岳美中先生却能把这三味药分开，他说“补中益气汤之补脾胃的虚馁，乃方中参术的职事，黄芪是负鼓荡谷气以充肌表力量之职责，东垣谓内伤者，上焦阳气下陷为虚热……补中益气汤之应用黄芪，仍未出仲景用黄芪之范畴，不过在视乎方剂的组织法度与配合品味如何，而随时发挥其振起肌表衰弱的能力罢了。”《医宗金鉴》中描述更为精辟，“黄芪五物汤，治因虚召风，中人经络而病半身不遂者……此方君黄芪而补卫……其功力专于补外，所以不用人参补内、甘草补中也。”黄芪补外，人参补内，甘草补中，说得何其明白。相对于经方中人参所补之气阴，甘草所护之脾胃，肌与表的确都为“外”。识得此，则临证处方中，黄芪与人参、甘草三味便可分可合了。

盛者夺之
——大剂量用药的思考

（一）

《素问·至真要大论篇》谓“微者调之，其次平之，盛者夺之”。方药中先生解释其为疾病轻浅时，只需轻剂帮助人体自愈能力的恢复，疾病就可痊愈；疾病较重时，必须用较重之剂才能平其病势，治愈疾病；而邪气亢盛，病情急重时，正气已经不能自调，邪不去，正就不复，所以必须使用重剂攻邪。由此观之，剂量的轻重不是以医者的喜好而定，而应该是“有是证”则用“是”剂。

战争哲学中制敌有著名的“伤其十指不如断其一指”的论断，即集中优势兵力歼灭敌之一部，目的不仅是消灭敌人，而且是打击敌人的气势，扭转战局。用药如用兵，笔者体会“盛者夺之”亦是此意。

但战后重建时则不能使用上述理论，不能只顾一点不及其余，需要面面俱到，兼顾才能成功。这个时候需要稳，“微者调之，其次平之”。

（二）

外感之“盛者”，治疗需要准与狠，即在识证准确的基础上，剂量必须到位。如果犹豫试探，很多时候会坐失良机，甚至促其传变。《内经》云“善治者治皮毛”，《伤寒论》中首重麻桂剂即是此意。如果使用剂量不到位，往往会出现刘河间所说的“辛甘热药，皆能发散者，以力强开冲

也。然发之不开者，病热转加也……”（《素问玄机原病式》）

《吴鞠通医案》卷二有一案：“鞠通自医，丁巳六月十三日，时年四十岁。先暑后风，大汗如雨，恶寒不可解，先服桂枝汤一帖。为君之桂枝用二两，尽剂毫无效验。次日用桂枝八两，服半剂而愈。”《伤寒论》原方中桂枝用汉时的三两，吴鞠通这里用桂枝是清时的八两，远超原方剂量。桂枝汤原方后有“不汗，后服小促其间，半日许令三服尽。若病重者，一日一夜服，周时观之。服一剂尽，病证犹在者，更作服，若不汗出，乃服至二三剂”。外邪侵袭，不“夺”则难以复正，平剂无法使邪溃散，就需要逐渐加量、缩短间隔时间，吴鞠通“神而明之”。

河北医科大学中医学院吕志杰教授治一35岁女性，因18年前患麻疹合并肺炎，后遗周身沉重，无汗，即使野外劳动也不汗出，两目肿，1年来加重。“病虽十几载，但疹后复感外邪，表气郁闭，汗不得泄是其基本病机”。使用大青龙汤加味：麻黄12克，桂枝9克，杏仁9克，生石膏24克，白芍9克，苍术9克……4剂。服药两剂病无变化。患者自行将后两剂合煎，分两次服，服后上半身汗出，顿觉轻松。后去白芍加炮附子6克通达阳气，服6剂下肢亦汗出，病愈。这是患者无意中增加剂量获得“夺”之佳效的例证。

《治验回忆录》一书中载一男性25岁患者，淋雨后服发散药，表未尽解即停药，未数日全身浮肿按之难起，恶风身疼无汗。病由寒湿外袭，表气不通，郁而为肿，脉浮紧，恶风无汗身沉重。口舌干燥乃湿郁化热证。治以越婢加术汤：麻黄45克，苍术12克，姜皮9克，石膏30克，大枣、甘草各9克。温服1剂，卧温覆，汗出如洗，肿消大半，再剂痊愈。风水重证，非大量麻黄不能溃邪于一役。若仅寻常外邪则又以小量微汗为宜，大汗易致亡阳，不可不知。

（三）

久病邪深之“盛者”，需用大剂量的补药，其意在通，也属于“夺”的范畴。《验方新编》载四神煎“生黄芪半斤，远志肉、牛膝各三两，石斛四两，用水十碗煎二碗，再入金银花一两，煎一碗，一气服之。服后觉两腿如火之热，即盖暖睡，汗出如雨，待汗散后，缓缓去被，忌风。一服病去大半，再服除根，不论久近皆效”。此方深受名医岳美中的推崇：“鹤膝风，膝关节红肿疼痛，步履维艰……历年来余与同人用此方治此病，每随治随效，难以枚举。”笔者临证多参以四妙勇安汤、透脓散、阳和汤、五味消毒饮方意使用之，每收佳效。

笔者曾会诊一 80 岁男性患者，因中风后遗症卧床数十年，数月来下肢新生数十处溃疡，足部为多，溃疡大者如鸡子黄大小，中心凹陷，边有渗液。刻下双手脉弱而略滑，神识欠清，舌诊不配合，大便隔 10 日用开塞露可得 1 次，咳嗽痰鸣，四肢发凉，无汗。处以生黄芪 240 克，当归 120 克，怀牛膝 120 克，石斛 120 克，以 3000 ~ 4000 毫升水，煎得 600 ~ 800 毫升，加入银花 30 克，煎得 300 ~ 400 毫升。第一剂分为 6 次，1 ~ 2 日服完。若无不适，则第二剂由两碗煎至 1 碗时加入白酒 1 两，临卧顿服。

二诊：溃疡已无渗液，无凹陷，四肢转温，然未自行大便。家属诉第二剂药顿服后已得汗，但不多。前方去石斛，增当归为 240 克，加元参 60 克，将银花改为忍冬藤，600 ~ 800 毫升煎至 300 ~ 400 毫升时白酒量增为 2 两，仍顿服。喝完第一剂，家属打电话说药后两小时出现烦躁，约 20 分钟，随后出汗较多，翌日自行大便。嘱隔 3 日服第二剂，再隔 3 日后服第三剂，每剂递增白酒 1 两。

三诊：家属代诉神识清，咳痰无，四肢温，可自行大便、微汗，创面不断缩小，家属诉“没想到效果这么快、这么好”。嘱继续服用原方，不必再顿服，逐渐增大服药间隔，减少服药剂量以善后。

此例患者痼疾深在，非大剂不足以“夺之”。因轻剂只能调节，重剂才能使气血充足、旺盛。旺盛血行是把局部的问题与血行的原动力直接关联起来，与活血化瘀有着本质的不同：旺盛血行不仅要求气血充足，也兼顾了脏腑的强壮和经络的畅通。

（四）

大剂量用药需要理性，需要随时反思：“是不是剂量越大越好呢？”“是不是大剂治疗的疾病小剂就治不好呢？”上海名医丁甘仁曾说过：“轻剂可以去实，为好用重剂者所不信。”

侯召棠教授在《汉方临床经验精粹》一书的编译后记中写到“必须重视本书以及其他日本资料中业已证实的，确实存在着可以用相当少的药量，在较短的治疗期内就获得满意疗效的事实”。

如“1 剂用药量约 20 ~ 30 克，在 1 周至 1 月内基本治愈。其中治验 125 例，系用单味麦芽煎治妇女产后乳汁过多，矢数（道明）先生 15 克于 4 日内即获满意疗效，而我国报告虽也在 3 ~ 5 日内获得相同效果，用药量却高达 1 ~ 3 两，因此我们也必须努力研究并总结出不同疾病的合理用药量，而不是一味地加大剂量，盲目地相信‘剂量越大、疗效越好’”。

经方学习要入细

——以剂量比解析柴胡桂枝干姜汤之争

（一）

柴胡桂枝干姜汤在《金匮要略》中的评价是“服一剂如神效”。胡希恕先生说治疗低热、便结“用此方很好”；刘渡舟先生用此方治口干、便溏、肝气不舒“疗效卓著”；黄煌教授将其定位于“柴胡类方中的安定剂和精神疲劳恢复剂”……为何对于这个方子各家都很推崇，但观点却如此众多、甚至相反呢?

（二）

笔者在编撰《柴胡类方歌括》的时候发现，从剂量比的分析可以解答这个问题。

答案是：学习各家观点要立足于从“各家的用法”去解读。

笔者学习经方时对于剂量很是关注，但由于汉代的 1 两到底相当于现在的多少克众说纷纭，故仲景原方中各药的剂量到底是多少，现在无法定论。然而原书中柴胡桂枝干姜汤各药单位都是“两”，故各药剂量之比例却不会有异议，为“柴胡姜桂八二三，蒌四芩三二牡甘”，即柴胡八两，桂枝三两，干姜二两，瓜蒌根四两，黄芩三两，牡蛎二两，炙甘草二两。

现代医家是否遵从了这个比例呢？胡希恕先生的常用量为柴胡 24 克，桂枝 9 克，干姜 6 克，瓜蒌根 12 克，黄芩 9 克，牡蛎 9 克，炙甘草 6 克，除了牡蛎的比例略高外，其他与仲景原方吻合。刘渡舟先生的常用量为柴胡 16 克，桂枝 10 克，干姜 12 克，瓜蒌根 10 克，黄芩 4 克，牡蛎 30 克，炙甘草 10 克，与原方剂量比相比，最显著的变化为柴胡、黄芩比例减少很多，而桂枝、干姜增加很多。黄煌先生的常用量为柴胡 6 ~ 12 克，桂枝 6 ~ 10 克，干姜 3 ~ 6 克，瓜蒌根 10 ~ 12 克，黄芩 5 ~ 10 克，牡蛎 10 ~ 15 克，炙甘草 3 ~ 6 克，“柴胡：桂枝：干姜”在仲景原方中为“8∶3∶2”，在这里已经无法找到原方剂量比的痕迹。

对比以上各家常用量和仲景原方的剂量比，可以看到各家所用之方已经不是剂量比严格的仲景原方，而是经过自已改造的“经方”。而各家和各家的学习者都错以为自家用的还是仲景的经方，以这样的“经方”临床去验证仲景原方所治，去领会仲景原条文的精神，难免会有所偏颇。严格讲剂量不准确的“经方”不能叫经方，经方中药味相同而剂量不同的方剂很多：如桂枝附子汤和桂枝去芍药加附子汤、桂麻各半汤和桂二麻一汤、小承气汤和厚朴三物汤、桂枝加桂汤和桂枝加芍药汤等等。如果按现在医家的观点看，这些似乎都能视作同一个方。但仲景却给出了不同的方名，仲景方中一药剂量的变化，“法”就变了，经方“经典”的魅力也许就在这细微的变化上。

笔者指出这些的本意不在厚古薄今，而是提醒大家学习哪家的经验，就要注意哪家用法的细节，如果按胡希恕先生的剂量比用柴胡桂枝干姜汤，而要治疗刘渡舟先生所认为的柴胡桂枝干姜汤证——口干、肝气不舒、便溏的话，怕是不能获得预期效果的。

（三）

对于柴胡桂枝干姜汤，有学者提出以下问题：“同一方证，便干和便溏截然相反，而两种说法又都是来源于实践，都没有错。为什么？”如果从剂量比的角度来回答这个问题，就是他们所用的，本就不是同一个方，所治的证自然不会相同。

在《中医外感热病学史》一书中，评论治疗流行性乙型脑炎的石家庄经验在北京使用不灵时讲了一句话“不是石家庄经验灵不灵的问题而是应用这些经验得当不得当的问题”。这个观点用于学习此方的应用，和平息此方的争论很有用处。

学习仲景的原方，一定要对仲景的剂量比、剂量、方后注都有足够的重视。而学习胡希恕先生、刘渡舟先生、黄煌教授和其他医家的使用经验时，也一定要注意到用量的多少和比例，及其具体的煎法、服用量、药后调摄等细节问题。

《太阳病不宜误补》一文中讲到，冯世伦教授的煎服法与众不同，是“嘱患者煎药前先用冷水泡药 1 小时，煮开后微火煎煮 15 分钟即可。每剂药煎 2 次，分别在上午 9 ~ 10 时和下午 3 ~ 4 时服用”，这些就是学习冯世伦教授的经验时应该注意到的细节问题。

学习时使用“还原法”的意义在于：对于前人使用方剂的经验，一定要参照使用时的时间、空间背景，尽量多地注意到使用时的细节，这样的学习才有可能“神似”。

黄煌教授在一篇文章中提到过“一家有一家的仲景，各人有各人的伤寒”。造成这一现象的原因之一就是后学者对于经方的学习不能“入细”，没有下到“还原”的功夫。今人在学习时如果不注重前人经验中的细节，各执己见，就会在如“柴胡桂枝干姜汤方证中是该有便溏，还是便结”之类的临床问题上陷入无用的争论。经方的学习肇始于《伤寒论》的成书，首先要尊重仲景的原用法，这就是笔者强调的“原方原药原剂量比原用法”式的经方学习的意义所在。

（四）

笔者一直致力于带剂量的经方类方歌括的编撰，在不断推敲中获益良多。以下将草撰的《柴胡类方歌括》和编撰中的一些收获介绍给大家，希望更多医者关注经方的剂量比，更多人学习时能下些“还原”的功夫，这样类似于上文中的争论就会有更多迎刃而解的机会。

小柴八两少阳凭，枣十二枚夏半升，
三两姜参芩与草，去渣重煎显奇能。

七变渴咳热烦胸，痛悸去芩胁痞硬，
腹痛芍三悸四苓，除枣四牡治痞硬。
去夏四两五人参，治渴四两瓜蒌根；
咳除生姜枣与参，二干姜兮味半升；
二枣芩夏三去参，外有微热三桂成；
蒌实一枚除夏参，主治不呕并烦胸。
大柴芍三去草参，加枳四枚或二军。
柴胡姜桂八二三，蒌四芩三二牡甘。
柴胡桂枝桂半用，柴芩夏参四味轻。
柴加龙牡先去甘，小柴半量宣郁阳，
两半龙牡铅桂苓，二军后入三焦畅。
柴胡加芒硝二两，柴胡证解三一量。
去滓再煎生甘半，三泻三柴八两旋。

编撰中的收获有：

1. 柴胡类方根据柴胡的用量可以分为三类。一类是柴胡八两，分别是小柴胡汤、大柴胡汤和柴胡桂枝干姜汤；一类是柴胡四两，分别是柴胡桂枝汤和柴胡加龙骨牡蛎汤；还有一类是柴胡加芒硝汤，柴胡用量是八两的三分之一,二两十六铢。

2. “去滓再煎”《伤寒论》中有七方用到，柴胡类方中有三个，都是柴胡八两。

3. 柴胡加芒硝汤中，小柴胡汤的药物除半夏外都是小柴胡汤方中用量的三分之一，以此类推半夏也应该是“半升”的三分之一，柴胡加芒硝汤中半夏的量是二十铢，这样可以推导出小柴胡汤中的半夏“半升”应该是二两半，这也为《伤寒论》中其他以“升”为单位的药物的换算成“两”多了一个参考。

死记方能活用

——带剂量理中类方歌括类变心解

（一）

方歌括，就是用歌咏的方式概括药方之功效，便于记忆。方歌括中最著名的要数陈修园的《长沙方歌括》，其好处在于背诵它后可以开出剂量准确的经方。剂量准确对于经方很关键，因为剂量不准确的经方不能叫经方。

笔者在学习和背诵《长沙方歌括》的过程中，发现了两个问题：一是随着岁月的推移，读音古今不同，且有地域差异，陈修园方歌括很多地方连念都念不顺，去背就更是强人所难。二是一方一歌，以致重复的地方颇多。对于简练的经方来说，很多方子都是同一方根的加减，或者只是某一药物剂量的加减。如果把这些方子合作一类，编为歌括，既能让读者意识到相似方剂之间的联系和区别，又能减少很多背诵的重复，何乐而不为呢？于是笔者参照《伤寒论类方》的理中类编写了新的歌括，相对于《长沙方歌括》中理中类62句方歌来说，新编歌括仅为36句。

谈到类变，似乎前人没有做过这个工作。按类方来考察，理中类9方，而桂枝类19方，桂枝类方的选择余地远远要大于理中类。但是如果把理中汤的9种变化和真武汤的5种变化都算上的话，理中类方变成21种变化（见文后附），而桂枝汤19方均没有加减变化，理中类反超桂枝类。这就是笔者类变的目的，使后学者不仅要学方，更要重视方剂在仲景思考中的变化，其意义不亚于学方。

说到心解，需要引用《经方杂谈》提供的四种解读经方的方式，分别是：以经解、以注解、以新解、以心解。心解或谓直解，即没有太多的引用，直接说出自己现阶段的理解，给他人以启示。笔者最欣赏心解，因为学经方的人更多是为了应用，而不是考据。

（二）

新撰理中类方歌括

理中参草干姜术，三两丸汤啜粥捂。
脐冲腹满术当去，吐多姜三亦去术，
脐筑加桂四两治，熟附一枚腹满除，
利多留术君须记，渴饮术至四两五，
腹痛人参应大剂，寒者干姜亦此数，
悸增苓二八变布，丸递皆为腹热筹。
真武苓芍术附姜，附一术二余药三，
附子参二苓芍修，附二术四寒痛炙，
尿短肢重欲擗地，温渗水气北方候。
四变咳首溲利呕，味半升一姜辛投，
溲多耗津去茯苓，利下去芍姜二守，
呕去炮附加生姜，八两四药水阳谋。
桂附三五去芍药，甘附二四术缓图，
骨节疼烦难转侧，桂草四二风湿逐。
桂附去桂加术四，二法一方二便主。
芍甘附三一虚故，苓桂四三二甘术。
桂枝人参表里顾，桂草四两桂后入。
理中用术不离土，姜桂附参芍草茯。

歌括心解：

理中参草干姜术，三两丸汤啜粥捂。

理中丸、汤应用颇广，非只治疗寒性“霍乱”，和大病后余之胃寒。《圆运动的古中医学》将此方的应用推到一个空前的高度，曰“人身上下左右俱病。不治上下左右，只治中气……中气如轴，四维如轮，轴运轮行……此方，运轴行轮之法”，可参考之。这里只是从方的角度，提出以下四点注意。一为剂量，3 两。作汤服用水八升，煮取三升，去渣，温服一升，日三服。作丸服用，这里提供了一种现在并不常用的服用方法：以沸汤融化丸药，温服之，日三四服，夜二服，这种服法结合了汤药见效快的优点和丸药使用方便的优势，而且加量容易，是一种值得提倡的服药方式。二为可丸可汤，急则用汤，缓则用丸。三为饮热粥，桂枝汤之啜热粥，是助正气，促药力使邪外散之意；此处饮热粥，意在温内，使“腹热”。四为捂，在表证方剂中捂为“温覆”，此处为“勿发揭衣被”，做法一致。

脐冲腹满术当去，吐多姜三亦去术，
脐筑加桂四两治，熟附一枚腹满除，
利多留术君须记，渴饮术至四两五。

此六句讲的都是关于术的问题，有去术三变，留术、增术各一法。术的药用问题会有另文详述。此处只是就理中汤方用术之法作一分析，吐多去术有人认为是因术有发越之势，脐、腹症状去术因为术不治下焦。《伤寒论》中第159条可参。如果利多，即使有吐，也不去术。渴饮出现在理中汤证中，病机当为脾虚不能化生津液，水停津液不能上承。如果用炒白术，当为治本之谋，此处未言炒，生用或许更当，后面尚有便干溲多加白术之法，可见术并不燥。一个术在理中汤中出现五种变化，可见仲景心思之缜密。

腹痛人参应大剂，寒者干姜亦此数。

此两句顺承前面的四两五，体现了方中单独增加某味药的变化。除了炙甘草，理中汤中其他三药都有增量的变化。吐利后出现腹痛，病机应为气津两虚，故加人参剂量。中阳伤明显而出现脘腹寒甚的，加重干姜用量。

悸增苓二八变布，丸递皆为腹热筹。

悸增茯苓二两，为水停中焦的对症加法。八变布指理中汤后出现了八种变化，为以变应变之法。

后一句主要讲了理中丸的服用方法：温服之，日三四、夜二服；腹中未热，益至三四丸。关于此点《伤寒论十四讲》中有个故事：余在青年时期，一次因食生冷而致脾寒作泻，乃就医于某老中医。诊毕授余理中丸，医嘱曰：白天服三丸，夜间服二丸。余服药一日，下利依旧，腹中仍疼胀。乃问于老中医，胡不效耶？曰：腹热否？答：未觉。曰：递服之，俟腹热则病愈矣。后果然腹中发热而病愈。当时颇奇其术之神，后学《伤寒论》理中丸的方后注，方知出自仲景之手，而更叹此老中医学识之渊博。

真武苓芍术附姜，附一术二余药三，
附子参二苓芍修，附二术四寒痛灸，
尿短肢重欲擗地，温渗水气北方候。

真武汤与附子汤从药物组成上只一味之差，真武汤用生姜，附子汤用人参。但是与剂量合看则只有两味药相同，茯苓和芍药各三两。白术和炮附子的用量，附子汤是真武汤的两倍。附子汤所治之证为304条“口中和，其背恶寒者”和305条“身体痛，手足寒，骨节痛”，对于这样的寒、痛证，304条云“当灸之”，这就是说附子汤有替代灸的温通作用。附二术四作为此方中的阳药，笔者认为术当用苍术。人参二两补益，茯苓三两治水，芍药三两通滞，都是为附、术作后盾的，所以用了一个修字，有“阴在内阳之守也”之意。附、术大量，为“附子、术，并走皮内，逐水气”（见《伤寒论》第174条方后）之意，逐水气可以宽泛理解为驱逐水、湿、瘀等阴邪之意，为“阳在外阴之使也”。

真武汤出现在理中类中，笔者是按照《伤寒论类方》的分类方法。可以看出徐大椿的思考中，茯苓、白术所治在中，炮附子着眼于阳，芍药目的在通，生姜优于疏达水之上游，故可与小青龙互为接应，《伤寒论》中已经提出很多线索。

其实定位真武汤还有另外的方法。与《伤寒论》并列的、同为整理《汤液经》而作的《辅行诀用药法要》中讲：“玄武者，温渗之方。”东青龙，南朱雀，西白虎，北玄武是古代用四种神灵来命名的方位名词。真武属北方，北方为寒、水，在五脏中对应肾，结合寒、水，我们可以认为真武汤是针对肾阳不足导致的寒水泛滥的方剂。这样的思路中治水方剂就成为在上麻桂剂，以小青龙为代表；在中苓桂剂，以苓桂术甘汤为代表；在下苓附剂，以真武汤为代表的完整格局，三方可分可合，互相接应。这就是“温渗水气北方候”的涵义。“尿短肢重欲擗地”只是一些症状的提示，参看《伤寒论》中第82条、第316条。

四变咳首溲利呕，味半升一姜辛投，
溲多耗津去茯苓，利下去芍姜二守，

呕去炮附加生姜，八两四药水阳谋。

这几句主要谈真武汤论中加减有四种变化。咳加五味子半升、干姜、细辛各一两，此为干姜、生姜同用又一方，前有理中汤去术加生姜三两，后有真武汤去芍药加干姜二两，另有生姜泻心汤等方，俱为干姜、生姜同用之方。故知生姜以治疗呕吐上逆为胜，干姜以温中治利治咳为能。

小便不利当分两类。一为过多，二为难。此处小便不利为下焦虚寒，不能约束之过多，通则为正，过则为灾。小便过多恐肾阳被耗，故去茯苓。后面理中类方桂枝附子汤后有“小便不利，当加桂”，是针对后一种情况。

下利者，里寒甚。芍药不论是否味酸，其偏寒是肯定的，故去之，加干姜二两。

呕去炮附加生姜，与理中汤后的“吐多姜三亦去术”去术加生姜是一致的。有前贤汪苓友认为，真武汤去附子恐不为真武汤，那理中汤去术呢？桂枝汤去桂呢？足见仲景圆机活法之丝毫无碍，不要被方剂的配伍理论束缚了手脚，影响了思路。方药以治病为能，证变方亦变才是正理，《伤寒论》只是为理举例，绝非临证全书。如果连例子都理解不好，如何能实际应对万千变化的疾病呢？

呕去炮附加生姜后，真武汤就只剩四个药了，所有的加减都是围绕“水”和“阳气”来进行的，不要多余的条条框框。

桂附三五去芍药，甘附二四术缓图，

骨节疼烦难转侧，桂草四二风湿逐。

桂附三五去芍药，指桂枝附子汤用制附子三枚，共有五味药，其他成分为桂枝汤的组成，但是不用芍药。甘附二四术，指甘草附子汤中有四味药，除了桂枝其余三味都是二两。174条的桂枝附子汤和175条的甘草附子汤都治疗“风湿相搏……疼烦”之证。桂枝附子汤治疗的是身体疼烦，不能自转侧，甘草附子汤治疗的是骨节疼烦，掣痛，不得屈伸，近之则剧，汗出短气，小便不利，恶风不欲去衣，或身微肿者。哪个病情更重呢？桂枝附子汤证风湿之邪阻滞的部位在体表，而甘草附子汤证风湿之邪阻滞的部位已经入里，在关节。病位在表的比在里的要轻，这是定论。

从方药的分析上也可得出一致的结论：这两个方子有两味药剂量是相同的：桂四两，草二两。附子都有，但桂枝附子汤为三枚，甘草附子汤为两枚。组成不同处在桂枝附子汤有生姜三两、大枣十二枚，甘草附子汤有白术二两。桂枝附子汤三枚附子，而甘草附子汤两枚附子。这里容易引起疑问：为什么病位在表，病情轻的桂枝附子汤证附子反倒多用呢？原因在于，病位在表可速去之，“犹拔刺，犹雪污”，“邪去正自安”，附子多用目的在于集重兵而溃敌于一役。而病位在里，阻滞于关节，只能缓缓图之，作长期作战的准备，“战略防御、战略相持、战略反攻”都在作战的运筹之中，破敌于一役是不可能的，附子少用在求稳，“积正邪自除”，以甘草名方也提示了缓图的意思。生姜加大枣为调和营卫，与白术之安中比较，营卫为在表之气血，而中焦为气血生化之源，孰轻孰重，孰急孰缓也便昭然若揭了。

甘草附子汤后“恐一升多者，服六七合为始”，也在提示缓图之意。药性较烈，为安全故，初服药物都可以采用这种投石问路、逐渐加量的服药法。

桂附去桂加术四，二法一方二便主。

桂枝附子去桂加白术汤使用有一方二法，“此本一方二法：以大便硬，小便自利，去桂也；以大便不硬，小便不利，当加桂。”大便不利小便利去桂加术，小便不利大便利当用桂不用术，即桂枝附子汤原方。为何论中在桂枝附子去桂加白术汤方后出现“加桂”、“去桂”的议论呢？因为服药后有“其人如冒状，勿怪。此以附子、术，并走皮内，逐水气未得除，故使之耳。法当加桂四两”。仲景在提示应该随着病状的变化随时加减药物，勿有闲药累赘而掣肘，也勿因少药而不能契合病机，有是证用是药，切不可胶柱鼓瑟。吕志杰就有桂枝附子汤加白术治疗阳虚痹证的经验，即是领会了仲景方之随证活法。

桂枝附子去桂加白术汤还有一点可以探讨，方后“其人如冒状，勿怪，此以……故使之耳”，出现一些“病状”，不可一概认为是误治，有些是药欲除邪“未得除”，也就是病邪欲解未解，向愈过程中出现的“瞑眩反应”，如麻桂各半汤等解表方服后出现的面红、身痒等，是好转的佳兆，应该继续前进，而不是退回原地不敢向前。论中采取的措施就是击鼓再进，“法当加桂四两”，加强“附子、术，并走皮内，逐水气”的力度，希望邪气“得除”。

芍甘附三一虚故，苓桂四三二甘术。

桂枝人参表里顾，桂草四两桂后入。

芍甘附三一，指芍药、炙甘草各一两，制附子一枚。虚故，指阴阳两虚之意，与亡阳有程度上的不同。苓桂四三二甘术，指苓桂术甘汤的组成为茯苓四两，桂枝三两，炙甘草、白术各二两。苓桂术甘汤归于理中类也有可商榷之处，如果按治水、治湿、治饮来分类的话，会是另外的结果。

桂枝人参汤治疗外证不解，中阳已虚的“协热而利”，协热是因为有表证，利下不止、心下痞是数下之后脾胃阳气已虚，故治疗应该“表里兼顾”，用理中汤治疗中阳已虚，桂枝后煮取其轻薄之气治疗所夹之热。

论中同时谈到“协热”和“利”的还有第139和第140条，病因、病机基本相同。

理中用术不离土，姜桂附参芍草茯。

土曰稼穑，土厚而不滞，才可生育万物。在人身则中焦脾胃当之。我们可以这样理解：术与“姜桂附参芍草茯”九味药（姜分生姜、干姜）通过灵活变化，有厚土者，有疏土者，有暖土者，有伏土者……这些药物共同构筑了仲景的“理中”大厦。

笔者将理中类方的21种变化全部列出，将理中汤、丸记作两方，统计后得出如下药物出现频次顺序，依次为：白术16次，甘草15次，干姜12次，人参11次，附子10次，生姜8次，茯苓7次，芍药6次，桂枝5次，大枣2次，细辛1次，五味子1次。这就是理中类方的全部药物使用情况，除去出场很少的大枣、细辛和五味子，正是我们歌括中提到的9味药，而处在前4位的药物正是理中汤、丸的组成：白术、干姜、人参、炙甘草。对于仲景来说，这应该不只是个巧合吧？

（三）

类变后理中类方的21种变化

（1）理中丸：人参、炙甘草、白术、干姜各三两。

（2）理中汤：人参、炙甘草、白术、干姜各三两。

（3）理中汤去白术加桂枝：人参、炙甘草、干姜各三两，桂枝四两。

（4）理中汤去白术加生姜：人参、炙甘草、干姜各三两，生姜三两。

（5）理中汤加茯苓：人参、炙甘草、白术、干姜各三两，茯苓二两。

（6）理中汤白术增量：人参、炙甘草、干姜各三两，白术四两半。

（7）理中汤人参增量：炙甘草、白术、干姜各三两，人参四两半。

（8）理中汤干姜增量：人参、炙甘草、白术各三两，干姜四两半。

（9）理中汤去白术加附子：人参、炙甘草、干姜各三两，炮附子一枚。

（10）真武汤：茯苓、芍药、生姜各三两，白术二两，炮附子一枚。

（11）真武汤加五味子干姜细辛：茯苓、芍药、生姜各三两，白术二两，炮附子一枚，五味子半升，细辛、干姜各一两。

（12）真武汤去茯苓：芍药、生姜各三两，白术二两，炮附子一枚。

（13）真武汤去芍药加干姜：茯苓、生姜各三两，干姜、白术各二两，炮附子一枚。

（14）真武汤去附子增量生姜：茯苓、芍药各三两，白术二两，生姜半斤。

（15）附子汤：炮附子二枚，茯苓三两，人参二两，白术四两，芍药三两。

（16）甘草附子汤：炙甘草二两，白术二两，桂枝四两，炮附子二枚。

（17）桂枝附子汤：桂枝四两，炮附子三枚，生姜三两，炙甘草二两，大枣十二枚。

（18）桂枝附子汤去桂枝加白术（《金匮要略》中有白术附子汤，药同，剂量均为半量）：白术四两，炮附子三枚，生姜三两，炙甘草二两，大枣十二枚。

（19）芍药甘草附子汤：芍药、炙甘草各三两，炮附子一枚。

（20）苓桂术甘汤：茯苓四两，桂枝三两，白术、炙甘草各二两。

（21）桂枝人参汤：桂枝四两，炙甘草四两，白术、人参、干姜各三两。

治法选择是时势使然（一）

——试从历史气候变化谈起

（一）

刘渡舟老先生在《论发汗解表法中的片面性》中提到“要确切地承认伤寒的‘寒’，就是寒冷之‘寒’”，“从历史唯物主义的眼光来看，伤寒在我国也曾有过大的流行。”“伤寒既然是‘寒’，而不是温，就应当用辛温之法”。

刘老的话可以这样理解，历史上的某些时期“伤寒”病有大的流行，既然病是“伤于寒”，所以产生了以“温”法为主的《伤寒论》。可以说在面对当时流行的疾病状况，温法的选择不是人为的选择，而是时势使然。

那后来为什么还会出现其他的方法，出现其他的医学流派呢？在《中医各家学说》讲述吴有性的部分，我们可以看到“从公元1408至1643年，发生温疫流行达19次之多……当时医家误以伤寒法治之，致使病人……而死，比比皆是，不可胜计”“吴氏痛切感到：‘守古法不合今病……不死于病，乃死于医’”。如果伤寒法效果好的话，会出现其他的方法吗？那为什么在“彼一时”有效的伤寒法到“此一时”却没有效果了呢？气候的变化在其中一定起到很大的作用。

（二）

在长期的临床实践中，笔者发现，中医界治疗思路的流行不是依靠医生的好恶，或者家传师授，而更多的是疗效使然，“适者生存”。某种治疗思路疗效好是因为正好暗合了自然界变化的规律。

换句话说，不是某种治疗思路崛起于某个时代，而是某个时代自然界的气候特征选择了某种治疗思路。使用某种思路的人多了，便集合成医学流派。伤寒的方法不合于温病，是因为时势的变化。时势的变化中，气候的变化属于“天”的范畴。

“天”的变化在所有的因素中是最重要的，其变化有着自身的规律。我们可以总结、推测，却难以左右。

（三）

医学工作者探寻历史气候变化规律的目的在于：掌握过去气候变化的规律与医学流派兴衰之间存在的联系，从而根据目前气候变化的规律，有意识地选择相应的治疗方法，做到未变先思，既变适应，主动地调整治疗的“寒温”方向，更好地解决临床问题。

关于历史气候的变化，和目前气候变冷、变热趋势尚有不同观点，本文仅就思考所及提出个人观点。而历史上医学流派的兴起对于气候变化的趋势也可以起到反证作用。

伤寒学派是中国医学史上一个很重要的医学流派，从东汉到现在两千多年的时间里，经历了由隐到显、起起落落的变化，这样的变化有其规律在内。用历史气候的变化决定医学流派兴衰的观点来考察，眉目很清楚。根据我国著名的气象学家竺可桢先生对中国五千年气候的考察，从春秋到前汉时期，气候一直温暖，到了东汉末年，气候却急剧变冷。“到东汉时代即公元初，我国气候有趋于寒冷的趋势，有几次冬季严寒，晚春国都洛阳还降霜降雪，冻死不少穷苦人民”，东汉末年气候急剧变冷，人类很难适应，天行寒疫，当时人口大量染病死亡。张仲景身逢其时，面对无法适应寒冷的疾病人群，勤求博采，总结治疗经验，写成《伤寒论》这部伤寒学派的奠基之作。从《伤寒论》写成到唐宋的一千多年时间里，它并不是很流行，这本书没有失传，有赖于王叔和的整理。王叔和生活在约3世纪中到4世纪初，此时我国“每年阴历四月（阳历五月）降雪。直到第4世纪达到了顶点，……那时年平均温度比现在低2℃～4℃。”我们可以理解为是这样的低温天气促使王叔和对于这本伤“寒”书的整理。《伤寒论》的复兴是唐之后的宋朝，气象学家把公元600～1000年（隋唐时代）划为我国历史气候的第三个温暖期，而把公元1000～1200年（宋代）划分为我国五千年气候变迁的第三个寒冷期。“12世纪初期，中国气候加剧转寒。……公元1111年第一次记载江苏、浙江之间拥有2500平方公里面积的太湖全部结冰，且冰的坚实足可通车。寒冷的天气把太湖洞庭出名的湘桔全部冻死。……从公元 1131 年到 1260 年，杭州……降雪……最迟日期是四月九日，比 12 世纪以前十年最晚春雪的日期差不多推迟一个月。”从公元 1042 到 1156 年，是伤寒学派重要医家庞安时、朱肱、许叔微、成无已生活的年代，气候寒冷的宋代，促使研究伤寒的著作大量出现。元朝之后到现在的 500 多年都属于第四次寒冷期，第四个寒冷期又可以细致的分成四个较冷期和三次回暖期，较冷期即 1470 ~ 1520、1620 ~ 1720、1840 ~ 1890 年及 1945 年后，清代主要的伤寒学派医家喻昌、柯琴、张志聪等完成主要著作的时间都在 1620 ~ 1720 之间，处于第四次寒冷期中最冷的第 2 个冷期。“北京在 17 世纪中叶冬季要比现在冷 2℃”。我们可以理解为：是寒冷的气候给这些医家提供了伤寒法实践的基础，在此基础上完成了研究伤寒的著作。

以上是伤寒学派主要医家的生活年代，和主要著作的成书年代，都处于竺可桢先生指出的 5000 年中国气候变迁的寒冷期、较冷期和转冷期。从以上历史事实我们可以得出初步结论，伤寒学派方法的流行和一定历史阶段气候偏低和转低有一定的相关性。

（四）

当然笔者也注意到了另外的一些事实，如以寒凉为学术特点的金元四大家之一的刘河间生活的年代是公元 1110 ~ 1200 年，处于第三个寒冷期，却没有以温为方向，他在《伤寒论》的基础上，总结经验，首先明确提出辛凉解表法以治当时的热性病，其谓：“余自制双解、通圣辛凉之剂，不遵仲景法桂枝、麻黄发表之药，非余自炫，理在其中矣。故此一时，彼一时，奈五运六气有所更，世态居民有所变，天以常火，人以常动，动则属阳，静则属阴，内外皆扰，故不可峻用辛温大热之剂。”这提示我们气温的变化不是决定选择治疗方法的惟一要素，还有更多的规律在其中；也提示寒冷期、温暖期的判断应该更细化，应该有更多的规律可循，而不只是表现的表述；还有一个可能是刘河间的生活年代有误，紧随 1200 年之后的公元 1200 年到 1300 年的南宋中期到元代中期，我国气候又进入第四个温暖期。不过以上讨论并不影响我们对于气温和医学方法相关性的判断，气温的变化与治疗方法的选取之间，必定有很大的关联，其中的规律正是需要大家去深入探究的。

（五）

肯定了气温和治疗方法的相关性后，接下来的问题是目前的气温是在变暖呢？还是变冷？目前治疗方法的选取是应该针对“伤于寒”以温为主导呢？还是相反？

进入新世纪，中医界崛起了一个新的医学流派“火神派”，这一派“重在阳气，善用辛热为长”“善用大剂量姜、桂、附以回阳救逆，拯人于危”。很多医家是通过实践认识到火神派的临床价值的，“这当然有其内在原因和应用价值”。内在原因是什么呢？我们试着从历史气候的变化和目前气温的变化趋势来分析火神派的崛起，为麻、桂、姜、附的使用提供依据。

在《中国历史地理概论（上册）》中，我们可以看到这样的话，“从竺可桢所划分的我国四次温暖气候时期和寒冷气候时期的交替变迁情况来看，历史时期气候波动总的趋势是：温暖时期一个比一个短，温暖程度一个比一个低。从生物分布的变化上可以反映出这个趋势。”“与温暖时期越来越短、温暖程度越来越低相反的是，寒冷时期却一般说来一个比一个长，寒冷程度一个比一个强。……第四个寒冷期从1400年明末清初开始，迄今已有580年。”“20世纪以来，我国的气候属于历史时期由公元1400年开始的第四个寒冷期。本世纪以来的气候冷暖变化，只是近六百年来第四个寒冷期这一“近期背景”的延续和发展，仍然属于这个“近期背景”的范畴之内。”“本世纪初期的增暖现象，到40年代（1940年前后）已达到顶点。此后，我国就进入气温总的趋势是下降的时期，也就是我国近六百年来第四个寒冷期的第四冷期。”“我国气象学界大多认为本世纪初期的增暖趋势已经过去，根据太阳活动强度的预报，从1976～1999年太阳活动强度低，因而将构成一个新的寒冷期。在今后二三十年内，我国以至整个北半球气候都将逐渐向冷的方向发展，就气候变迁历史的发展阶段来看，我们人类目前正生活在一个气候比较寒冷的时期，而不是温暖的时期。”

火神派脱胎于伤寒学派，火神派方法的流行可以视为伤寒学派方法流行的一种延伸，从本质来讲都是研究“伤于寒”的。火神派的崛起也可以佐证“我们人类目前正生活在一个气候比较寒冷的时期”。

本时代的气候特征选择了火神派，为火神派方法的使用提供了背景。至于下一步气候的变化会在什么时候？气候的变化和治疗方法的选择之间还有什么更细致的联系？在这样一个气候比较寒冷的时期，寒凉药物可不可以使用，如何使用等问题，需要更多的人来参与探讨。

治法选择是时势使然（二）
——寒温治法选择的客观性探讨

（一）

明代医家王安道在其《医经溯洄集》中有一段话“伤寒……发于天令寒冷之时……故非辛甘温之剂，不足以散之，此仲景桂枝、麻黄等汤之所以必用也。温病、热病……发于天令暄热之时……非辛凉或苦寒或酸苦之剂不足以解之”。这段话是说天令“寒冷”和“暄热”的气候客观性，对于“辛甘温之剂”和“辛凉或苦寒或酸苦之剂”的选择起着决定性作用。

清代医家喻嘉言在其《医门法律·申明内经法律》中说道：“凡治病不察五方风气，衣食居处各不相同，一概施治，药不中窍，医之过也。”是说地域、人群行为习惯等的客观性，对于治法选择起着客观上的决定性作用。

气候、地域、生活习性、疾病、治法的关系可以简单描述为：天地人的客观性决定疾病，疾病选择治法。这样的结论可以帮助我们在研究中医学的历史变迁，和医学流派的交替兴盛时，从“治法选择是主观使然”的误区中摆脱出来，回归客观的历史必然性。从而鉴古知今，从客观的角度分析时下的天地人，为临床寒温治法选择提供客观上的依据。

（二）

伤寒学派和温病学派产生的时空背景是不同的。

从春秋到西汉时期，我国中原地区气候一直温暖，到了东汉末年，气候却急剧变冷，一年中寒冷时期超过半年。我国著名的气象学家竺可桢先生考察后得出当时状况为“有几次冬季严寒，晚春国都洛阳还降霜降雪，冻死不少穷苦人民”。气候寒冷的结果是“阴阳失位，寒暑错时，是故生疫”（曹植语）。公元 161 ~ 219 年短短 58 年间，疫病发生高达 12 次，间隔不足 5 年。张仲景生活在当时中原地区的河南南阳，在这样的气候背景下，“……宗族素多，向余二百，建安纪年以来，犹未十稔，其死亡者，三分有二，伤寒十居其七”，便是寒疫流行导致死者甚众的真实记录。“伤寒”刘渡舟教授断定“就是寒冷之寒”。刘老还断言“从历史唯物主义的眼光来看，伤寒在我国也曾有过大的流行。”当时的寒疫不仅在中国流行，有外国学者详尽考证了这场灾难由亚洲向欧洲传播的过程。由于这场寒疫，当时欧洲最强盛的东罗马帝国承受着日死亡人数 8000 以上的灾难，罗马城短时间内变得荒芜，这个历史事实便于我们直观地理解寒疫之可怕。对于治法刘老指出“伤寒既然是‘寒’……当用辛温之法”。国内有学者认为东汉末年建安大疫是寒性流感，这场瘟疫有两个特点：一为时间长，范围广泛，死亡率高；二为以寒为基本特征。面对“伤寒”的大规模流行，张仲景“勤求古训，博采众方”，写成《伤寒杂病论》，可知辛温治法绝非凭空而来，而是“时势使然”！

东汉寒疫盛行，催生了伤寒学说；而明清的温疫流行，是诞生温病学说的温床。

据统计明代 1368 ~ 1644 年间发生温疫 53 起，平均每 5.3 年 1 次；清代 1644 ~ 1911 年间竟发生 109 起，平均 2.5 年 1 次。明末医家吴又可在其《温疫论·自序》中说：“崇祯辛巳，疫气流行，山东、浙省、南北两直，感者尤多，至五六月益甚，或至阖门传染”。王淑芬的统计资料表明，这一时期的疫情与明清以前相比，突出的特点有四：一是更加频繁，不过由于医疗卫生保健水平的提高，死亡率反而大幅度下降；二是大规模者增多，其中大部分疫情的波及范围甚广；三是以温性者为多；四是疾病传染、流行的中心地带由汉代的中原为中心转移到江浙一带。这样的时空背景下，在对于伤寒学说继承的前提下，一大批有识医家前赴后继，共同努力，温病学说应运而生。

伤寒学说诞生于东汉末年气候寒冷时期的中原地带；温病学说诞生于明末清初气候相对温和时期的江浙等东南热带地区。二者在认识外感疾病的临床基础、治疗思路、方剂的创立、运用上都迥然不同。其发生、发展都是历史时期特定的天、地、人客观性的选择。一些伟大的医家只是顺应了历史的选择，其主观的努力对于医学流派的更替不起决定性作用。

（三）

寒温学说争鸣的焦点在于外感病，外感病首当其冲要谈汗法。已故刘渡舟教授认为:“在发汗解表法的认识上，存在学术上的先入为主，即学伤寒者，惯用辛温解表；而学温病者，则动手便用辛凉发汗。这种学术上的先入为主导致了发汗解表法运用的片面性和局限性。而在寒温两派争鸣的过程中，又出现了矫枉过正的弊端。”所以，刘老强调“一定要从历史上寻找原因”。寒温治法选择的客观性探讨将辛温、辛凉方法的创立和使用，还原到特定的历史背景中，为在更高的层次上融合寒温，提供了新的思路。也为寒温治法在当今临床上的选择提供了规范化、客观化的思路。

从“欲解时”探讨“六病”本质

——试以阳气的“圆运动”为之定位

（一）

在惜墨如金的《伤寒论》现存原文中，有6条格式统一的“欲解时”条文，如“太阳病欲解时，从巳至未上”。

这6条“欲解时”条文在《伤寒论》的其他传本中也都医理相同地存在着，只是文字上稍有出入，如上条在其他传本中作“太阳病欲解时，从已尽未”。

看来“欲解时”的问题在《伤寒论》研究中无法回避。

但是，目前的《伤寒论》研究书籍对于此 6 条，要么随文附释、不及本质，要么对于 6 条无法给出统一观点的解读，要么干脆避而不谈。笔者对此留意多年，终于探索出此 6 条可以阐明“六病”本质的线索，提出来与大家讨论。

（二）

先来谈 3 点共识。

共识一：“欲解时”是《伤寒论》中的“天人相应”学说。

“人是大自然的一部分，天人相应……生命存在于地球这个大环境中，从低级到高级，再到人类，人的生命活动，都与太阳密切相关，人体的阳气随天阳的变化而变化”以上这段文字摘于《伤寒论通释》中“太阳病欲解时”条文的解释，是说通过“欲解”这个桥梁，让人们发现了“人的病”与“天之时”联动的规律。

任何尊重张仲景原意的学者，在面对这 6 条整齐划一的原文时，都应该领会到将《伤寒论》仅仅定位于“症候群”、“方证相应”的狭隘和局限，以“方证相应”入门则可，欲以之“登堂入室”或谓之“尖端”则不可。

在探讨“欲解时”条文时，很多学者表达了他们的共识，如岳美中教授说“人身阴阳，合于大自然的气候……六经病亦多随其主气而解”；万友生教授说“六经病欲解时间问题是根据天人相应的理论而立说的”。

共识二：“欲解”非“必解”，还包括症状加剧。

《伤寒论》第 193 条云“阳明病，欲解时，从申至戌上。”第 240 条云“又如疟状，日晡所发热者，属阳明也。”日晡为申时。这样就出现了在申时加剧和欲解两种同时并存的可能。

历代医家对此逐渐达成共识，比如清代尤怡《伤寒贯珠集》云“阳明潮热，发于日晡；阳明病解，亦于日晡。则申酉戌为阳明之时。其病者，邪气于是发；其解者，正气于是复也。”舒驰远《伤寒集注》云“正气得所王之时则能胜邪……腹邪实盛，正不能胜，惟乘王时而僅与一争耳。是以一从王时而病解，一从王时而潮热，各有自然之理也”。皆谓病家阳气逢天阳趋势之助，“欲解”而非“必解”。邪气不盛战而胜之则解，邪气若盛则战而不胜，正邪交争加剧，反见症状加重。“解”与“剧”，均不出“欲解”范畴。

共识三：“欲解”于“六病主时”。

关于“六病主时”，历代《伤寒论》注家所用名词不一，但实质则同。其共识为“六病欲解时”即“六病主时”。

笔者有意不用“六经主时”而言“六病主时”，是因为《伤寒论》主要谈“病”，而很少直接言“经”。其“三阳三阴”“病”与“经络之病”有关，但与《素问·热病篇》中的“六经之病”绝非同意，故为了避免误导学者，采用“六病主时”的概念。

历代注家对于“六病主时”多有启人心智之言。

成无己说“《内经》曰：阳中之太阳，通于夏气”，让人不要将“欲解时”拘泥于一日之内。

方有执说“经曰：自得其位而起者，此之谓也”，提示“欲解时”之“时”不仅是时，是对时空分类的一种提示，空间方位也可以归属于这种分类。

张锡驹说“邪欲退正欲复，得天气之助，值旺时而解也……天之十二时又能助人体之正气也”；黄实臣说“六经解时，所以发明六经之王时耳……正与邪各有盛衰，如邪盛正衰则至王时反加；若邪衰正盛则至王时而解”；程知说“受病之经正气衰微，每藉力于时令之王也”，都是提示六病欲解于天助之王时。

舒驰远不仅说过“乘王时而僅与一争”，还说过“六经之病各解于王时之说亦不尽然，总以邪退则病愈，时不可限也”提示学者不可拘泥……

（三）

古人从各个角度对“欲解时”所作的深刻思考，不外《伤寒论》中有“天人相应”的大道理，不可以只以方药汇集的“小道”视之；“于是发”、“于是解”的“欲解时”是客观规律，不容回避；“六病主时”有“其然”的特定时间。

在学习的过程中笔者发现有两个问题古今述之不详。

问题一：《伤寒论》六病中，如何分阴阳？

问题二："六病主时"的"所以然"是什么，即为什么某病会欲解于某时？

解析一：阳气"一日而主外"新解

《素问·生气通天论篇》云"故阳气者，一日而主外。平旦人气生，日中而阳气隆，日西而阳气已虚，气门乃闭。是故暮而收拒，无扰筋骨，无见雾露。"学者多注意到一日之内随着时间的变化，阳气的量的多少有变化，却没有注意到两个特殊的字——"外"和"闭"。我们可以顺着这个思路深入下去，"阳气者，一日而主外"的未言之意是否为"阳气者，一夜而主内"呢？日西则"气门乃闭"，那气门是哪些时候闭着的？什么时候开的呢？又是哪些时候开着的呢？

顺着这些疑问，笔者找到了阳气与气门的规律：平旦气门开，阳气一日而主外；日西气门闭，阳气一夜而主内。

解析二："升降"与"出入"的思考

《素问·六微旨大论篇》云"出入废则神机化灭，升降息则气立孤危。故非出入，则无以生长壮老已；非升降，则无以生长化收藏。是以升降出入，无器不有。"

在带着"气门开闭、阳气内外"的思考阅读这段话时，笔者想到了白昼气门开，阳气出，尔后升；入夜气门闭，阳气入，尔后降。这不是个如环无端的"圆运动"吗？

顺着这个思路，笔者的脑海中出现了立体的图像，阳气出门开始升，慢慢升至最高后开始降，降入门后气门闭，继续下降至最低开始升，升至气门则门开继续升，下一个循环开始了。这不就是《圆运动的古中医学》中的描述吗？"一年的大气……热则上浮，故夏时大气热浮而属火气……秋时大气凉降而属金气……冬时大气寒沉而属水气……春时大气温升而属木气"；"一日之午时亦属火气……酉时亦属金气……子时亦属水气……卯时亦属木气"；"人身亦有春夏秋冬"。

这些将人与天，一日与一年，都以阳气的"升降出入"统一分类。将人与自然紧密地联系在一起。

解析三：阳气"出入"的气门，"升降"的边界。

大自然的阳气和人体的阳气的运动都有着“气门开闭，阳气出入，阳气升降”的规律，那落实到人体上，气门在何处？阳气升降的界限又在何处呢？笔者在《内经》中找到了线索。

《素问·阴阳应象大论篇》云“邪风之至，疾如风雨，故善治者治皮毛，其次治肌肤，其次治筋脉，其次治六腑，其次治五藏。”从这里我们可以推测“伤寒”为病由外入里的线路，从这个路线我们是否可以推知“病之内外”呢？

根据对“六病”证候的分析，可知三阴多为脏病，三阳则为非脏病。按外邪入侵的路线，可知相对脏为里来说，其余为外。气门是否就在脏与非脏交界的地方呢？

相对于脏属阴来说，其余的为阳。

以内外来分阴阳，太阴为阴之最即为最内，太阳为阳之最即为最外。

如此，阳气升降的边界就在太阴和太阳，具体说就是升不过太阳，降不过太阴。

解析四：从人体阳气的“圆运动”定位“三阴三阳”

《素问·天元纪大论篇》云“阴阳之气各有多少，故曰三阴三阳也。”学者多据此认为“阴阳由一而三，是以阴阳气的多少为分类依据的”。但是有些问题用这样的思路无法作出解释，如：①太阴与少阴哪个病更重？从《伤寒论》原文来看是少阴更重，但是从阴气多少来看应该太阴更重才对。②为什么太阳和少阳要宣散，而阳明却要寒降呢？③厥阴的“阴尽阳生”如何解读？按阴阳的量的多少来讲，讲太阴物极必反、“阴尽阳生”才对啊……这些都是导致“欲解时”无法被人理解的节点所在。

用阳气的“升降出入”——“圆运动”的模式来定位“三阴三阳”，即以人体阳气运动的不同状态——升、降、出、入来解读这些难题，正是“欲解时”带给我们的思路。升和降是量变，而出、入，连同升极而降、降极而升是质变。这种解读强调了以病邪入侵的浅深分“三阴三阳”。

（四）

“从巳至未上”在午前午后，自然界太阳在离地面最远的位置，人体的阳气也与之相应在离“气门”最远的位置——体表。体表之病在阳气集中于体表的时候“欲解”，这个时间段就是“太阳主时”，而“太阳病”也就定位于体表之病。

这其中涉及时辰与阳气、人体与自然之间的对应关系。有学者考证“道”的古字底下有一个“时”，道的本意就是研究时间变化的规律。时间古时以日晷来定，日影的长短实质上标明的是自然界太阳所处的位置。

“某病欲解时”把人体某部位的疾病与自然界太阳与地表的相对位置联系起来。“欲解时”标明的是人体阳气在某一时段聚集的位置，由此判断出的是“某病”在体内的位置。

“从申至戌上”大自然的阳气由最外向地面下降，“阳明主时”人体阳气在靠近“气门”的胃腑，郁遏的阳气得天阳下沉之势帮助而有“欲解”之势。

“从亥至丑上”大自然的阳气在地底最深的位置“一阳生”，“太阴病”是人体在阳气最深的位置脾脏阳气虚损，“太阴病”得“夜半阳气还”之助而有“欲解”之势。

“从子至寅上”大自然的阳气在向地表方向渐升，“少阴病”是人体阳气在初升的接近气门的位置肾脏阳气虚弱，人体的阳气得天阳渐生之助而有“欲解”之势。

“从丑至卯上”大自然的阳气在地表上下的位置“阴尽阳生”（阴指里，阳指外），“厥阴病”是人体在脏病快还腑、“气门”的位置肝脏阳气不足，寒热错杂，虚实互见，人体的阳气得天阳之助而由虚转实、有“欲解”之势。

“从寅至辰上”大自然的阳气在初出地面的位置升发，“少阳病”是人体阳气初出“气门”、在胆腑位置郁而不伸，人体的阳气得天阳升发之势帮助而有“欲解”之势。

以上解读以“人体的阳气得天阳之助”的统一观点来分析“六病”“欲解时”。为了叙述方便有5条用到了脏腑的名称，只有1条讲“体表”，实际上阅读《伤寒论》我们便可明白，“三阴三阳”病的病位概念容量极大，无法简单地用其他概念置换。它是一个“功能性概念”，不是简单的“解剖学概念”。它以脏腑、经络为核心，但并不仅仅局限于脏腑、经络。

（五）

“升降出入”是人体阳气顺应自然规律的运行方式。

时辰是自然界阳气变化规律的客观尺度。

“欲解时”是两者的结合，仲景以之标志“六病”。

从中我们可以窥得“三阴三阳”的本质——邪气中人深浅（此深浅不是直线意义上的，而是以体表为外界、太阴脾为内界的圆周上的深浅，时间在圆运动图上是可定位的，由时间决定的脏腑、体表也因此而定位）的阶段标志，即病位。

此病位非指脏腑，非指经络，但与之均有关，是把脏腑经络中的、与外邪中人相关的内容提炼出来、组合成的新概念，无法用别的更具体的内容来解释，只能叫“三阴三阳”。

“六病”不是“六经”，也不能刻板地用八纲来定性解剖。

从“欲解时”来分析，“六病”是病位，是外感病变阶段相对位置的界定，难以用现代语言明确其定位。也许在古代的语言、思维中，它是自然的、很容易被理解的，但是在现在，完全明了的解释，还有待更深入的还原性研究。

《伤寒论》自愈机制探讨

——瞑眩与自愈

（一）

瞑眩，语出《尚书·说命》，曰:“药不瞑眩，厥疾弗瘳”。瞑眩反应即疾病貌似加重的好转反应。

瞑眩是一种疾病治疗或者自愈过程中的动象。

动者属阳，相对于静止不动、处于相持状态的人体疾病状态来说，这是由阴转阳的佳兆。对于瞑眩的认知，涉及医者对于医学、人体、疾病的态度问题。是尊重人体的自愈规律，顺着人体的自愈规律来呢？还是将医学凌驾于人体自愈规律之上，逆之而行呢？答案当不难选择。

（二）

《伤寒论》中很多条文谈及自愈过程中的瞑眩问题。

原文 47 条“太阳病，脉浮紧，发热，身无汗，自衄者愈。”病本太阳伤寒，正气抗邪于表故脉浮；邪盛机体如临大敌故紧；正气奋力抗邪表现为暂时的“气有余便是火”的状态——即发热；然人体之热欲开表，但尚处于“发之不开”阶段，故身无汗。这种时候，自发出现的衄血，为邪正相持的发热无汗状态带来了转机，衄血——红汗，看似症状加重，实则为邪提供了出路，用赵绍琴先生的话说就是“开多了不行……开一点儿缝”。气血郁闭只要有一丝开泄之机，便打破了原先的僵持状态，由阴转阳，“阴阳自和”而达到自愈。

278 条“伤寒脉浮而缓，手足自温者，系在太阴。太阴当发身黄，若小便自利者，不能发黄。至七八日，虽暴烦下利日十余行，必自止，以脾家实，腐秽当去故也。”病本太阴病，脾阳来复，出现“暴烦”，为正气郁极初伸，略有失控的表现。同时出现“下利日十余行”。如果不识病机根本，仅晓“随症治之”，怕是很难待其“自止”就急急用药，这样会干扰机体的正常“阴阳自和”程序。使“有病不治”就可坐等来的人体正常秩序，随着“下医”之术的胡乱使用，而渐行渐远。“脾家实，腐秽当去”意即随着身体阳气、正气的恢复，身体内残留的余邪会被自发逼出体内，这种情况下，有机体整体好转作为保障，医者、患者采取任何对症措施都不仅是画蛇添足，很多时候会药过病所，会引邪深入，会干扰机体自我恢复的顺序，从而使轻者重、重者死。

对待患者出现的瞑眩反应，医者须有定力，患者更须理性。

这个时候最佳的选择就是停药，“候气来复”，静候症状之“必自止”。

（三）

疾病到了某一阶段，随着正气的恢复，会出现疾病自发向愈的趋势，瞑眩作为一种看似加重的表现形式，需要医患共同重视。医者要审察病机，勿失其宜，因势利导，促其阴阳自和。患者应该明白本该“不药而愈”的时候使用药物治疗只能是帮倒忙。

古人云："药以攻病……不独峻剂能伤正气，即和平之品亦堪杀人。"

《伤寒论》第58条给大家提出了明确的方向，"凡病，若发汗、若吐、若下、若亡血、亡津液，阴阳自和者必自愈。"

无论如何变化，只要守住"阴阳自和"，就会出现"必自愈"的结果。"阴阳自和"是体质的好转带来的机体平衡状态。当机体整体好转的过程中出现貌似加重的瞑眩反应，我们需要当作症状来治疗吗？

（四）

如果我们能遵从仲景指明的顺应人体自愈之道的医疗模式，便会很容易理解银屑病症状从本质上看是人体疏泄内热的一种瞑眩反应。

如果尊重人体自愈的趋势——发，医者应该做的就是：顺着发的方向，将其发的过程尽量控制在人体可以接受的范围之内。

从大禹治水的结果来看，对于人体内热疏泄的洪流，正确的治理方向，应该是疏导，而非壅堵。

笔者治疗银屑病的整体策略——由汗来代替皮损，就是基于顺应人体自愈规律的大方向而制定的。在银屑病自疗和治疗的过程中，会出现皮损不红变红、不痒变痒；皮损由聚变散；体温由低到高；皮损由下半身变为上半身（阴位变阳位）；起或者不起银屑病皮损的部位出现荨麻疹（笔者将银屑病皮损多数视为冰，判断其病机为寒湿，而荨麻疹的特征符合风象，故将荨麻疹替代银屑病皮损的进程命名为"春风化寒湿"，起荨麻疹的部位银屑病皮损多会很快褪去）等现象。

笔者认为，很多时候这些看似加重的现象，是疾病在向愈，而非恶化。医者和患者都应该从本质上识别这些现象，正视这些现象，从"加重"的恐惧中摆脱出来，充分尊重人体自愈规律，迎接自愈的最后结果。这种时候，医者应该做的是调节患者的心身，为自愈扫清障碍；积极调整患者"后天之本"——脾胃，为自愈提供动力、创造条件。而不应该见招拆招，去攻击和阻止人体的自愈反应——瞑眩。

当然，具体到疾病现象的变化到底是本质上的加重？抑或减轻？还需要医者来临证察机，"察色按脉"，"别阴阳"。

如果将表面上的"加重"一律视为"瞑眩"，也是有失客观的。《内经》云：“必求于本”。

《伤寒论》之“寒”可作“邪”解

——寒温摆脱名相之争的假设

《伤寒论》之“伤寒”有广义、狭义之分。广义为“伤寒有五”（见于《难经·五十八难》），实则即为“伤邪”之意。“寒”是否有“邪”之意？如果有，则伤寒、温病之争可摆脱名相之争（如果伤寒含义为伤邪，温病为某个时代外感病的总称，则两者统一，不必有名称上的争辩了）。

“寒”在《伤寒论》某些文意中是有“邪”之意的。不仅是“寒”，“热”在某些文意中也不是指“热”，而是指代“邪”。“寒”、“热”作“邪”解，则《伤寒论》中的一些文句，以及《伤寒论》中“伤寒”之名便变得容易理解了。

“寒”当作“邪”解的有《伤寒论》166条“胸有寒也，当吐之，宜瓜蒂散”和176条“里有寒，白虎汤主之”。在解读176条时，《医宗金鉴》引王三阳语：“经文寒字当邪字讲”。柯琴《伤寒来苏集》更是直接把“里有寒”改作“里有邪”。

“热”应作“邪”解的有《伤寒论》163条的“协热而利”和144条的“热入血室”。如裴永清所著的《伤寒论临床应用五十论》中，在讲到应用小柴胡汤的144条“热入血室”时说：“所谓热入血室，即邪入血室。”并且举了两个例子：一为月经初潮受惊吓后月经不行，三日后发热腹痛，以小柴胡汤加当归、桃仁、川芎、赤芍十余剂，经行而热退人安；一为月经期被其父怒打后致经闭数月不至，出现精神症状，住院半年乏效，查其舌苔黄腻，脉沉弦有力，诊为“热”入血室，其血必结，以小柴胡汤加益母草、水蛭等调治两月余，经水来潮而病愈。可知“热入血室”之“热”，不仅代表寒热邪气，还包括了精神、情志之邪，甚至饮食结滞等。

上文仅是按照文意、医理作解，旨在抛砖引玉，如有医古文学者能找到古文字学上的证据，则后学者幸甚。

下篇 换个方向治愈银屑病

方向比奔跑更重要

——理性看待疾病

（一）

从山西某地要开车去北京。

你选了最好的汽车，去最好的加油站加了最好的油，给汽车做了最好的保养……总之一切都用了最好的。

然后，出发了，向着去往西安的方向。

请问，你们何时可以到达北京？

这件事听起来有些不可思议，什么都用了最好的，为什么单单在最要紧的选择方向上会犯错误？

在银屑病的治疗策略上，也许就犯了这样的错误。

银屑病治疗属于世界性的难题，各国投入大量的人力物力，推出了很多“科技”含量很高的新产品，但是离攻克这个难题的目标却似乎渐行渐远。

2006 年在美国华盛顿举行的第一次世界银屑病大会上，达成了 10 点共识，其中的第 5 条写道：“有很多对症治疗方法，但没有一种方法对每个人都有效，更没有根治的方法。”这就是说，对于银屑病的治疗，在世界范围内，目前只有一些减轻表面症状的方法，而起不到根本上的治疗作用。

如果不换个方向，继续在原来的方向上行走，怕是永远都到不了目的地的。

（二）

疾病的疾字是如何写的？

是病字头下面一个“矢”字。矢，是古汉语中的箭。

从这个字中我们可以看出，在造字时期的中国祖先们一定认为，得病就像被箭射中了一样。中了箭怎么办？我们来探讨一下，也许治疗中箭的办法，会对所有疾病的治疗都有一个示范作用。

1917 年，四川省出现了一本后来流传很广的奇书《厚黑学》。其中有一篇名为《办事二妙法》的讽刺文章，中间有一段提到中箭的治疗方法，抄录如下：

“有人中了箭，请外科医生治疗，医生将箭杆锯了，即索谢礼，问他为什么不把箭头取出？他说：那是内科的事，你去寻内科好了。……”

“只做表面文章”的治法明摆着是治不好的。

那如何治才算好呢？我思索良久，终于得出包括锯箭法在内的 5 种方法：锯箭法、捂箭法、拔箭法、逼箭法、防箭法。

1. 锯箭法是锯掉外面的箭杆，留下射进身体中的箭头。好处是立竿见影，见效迅速，坏处是留下隐患，有时不如不治。就像我们手上扎了根刺，如果你小心一点不要把刺弄断，很容易拔出来。但如果你把露在外面的一截弄断了，特别是弄的太好了，好到外边连一点痕迹都看不出来的时候，要想拔出里面的刺，等待你的只有多难受，多掏钱，多费时间。

2. 捂箭法是盖住箭杆和伤口，不让别人看到。这个方法与锯箭法一样与箭头不发生关系，任它在身体里留着。如果箭扎得深，外面露出来的箭杆短，捂起来就要容易。如果箭扎得浅，那就要把扎得浅的箭使劲往里推，箭扎得越深，露出来的箭杆越短，才越容易捂好。

好处也是立竿见影，见效迅速，坏处是表面上看不到了，同时麻痹了医生和患者，延误了治疗时机，让“矢”留在体内更深或更久。

3. 拔箭法是把射进体内的箭向外拔出。与前面两种方法比较，拔箭法既没有把断箭留在里头，也没有把本来不深的箭往里推，应该属于正确的治法。

大家看一组熟悉的镜头，就会对拔箭法的评价发生改变了：一人中箭很深，伤到重要器官，奄奄一息，亲人来了，不忍心看他被箭扎着的样子，想给他拔出来，他摆摆手，示意不能拔。他自知已伤到要害，自己时间不多，要利用有限的时间做些紧要的事情。亲人不听，拔出雕翎大箭，一股鲜血冒了出来，伤者立刻气绝身亡。

如果箭射得角度比较刁，造成了血管、肌肉、软组织、经络气血之类的损伤，或者箭头上还被喂过毒等等，太多情况下，拔箭法虽然方向是正确的，但未必能取得理想效果。

4. 逼箭法，也需要看一组电影镜头：一个功夫很深的人中箭了，他紧闭双眼，默默运气，突然两掌较力，“嘿”一声大叫后，箭被他的内力给逼得倒射出来。这就是逼箭法的完整演示。

内功深厚的人可以用内力把箭逼出来。那内力不足的人能用逼箭法吗？首先需要医生给他指明道路，然后用药物、食物、运动等手段来让患者尽快强壮，等其内力充足，也能把箭逼出来。

逼箭法的优点是不仅方向正确，而且完全按照自身内部规律，不会犯按照一知半解的解剖知识拔箭，伤及自身器官的错误。但这种方法对于患者的自身要求高，需要时间和精力来培养他的内力，需要患者信心、耐心和恒心的支撑。

5. 防箭法，比起治疗，防的成本是很低的。只需要日常较少的精力和时间的付出，就可以避免中了箭治疗的种种麻烦。好比汽车，天天自己维护，定期专业保养，就会大大减少大修、换配件的几率。人体也需要正确的使用、维修、保养，这比起企望灵丹妙法从天而降来，更实惠，也更有效。

为了防止中箭，能练成“刀枪不入”的功夫更好，即使不行，练得手眼灵活，能找到掩护，只要不中箭，这就算走在中了箭治疗的前面了。这叫“不等渴了早早就打好井，备好水桶；不等打仗早早就造好兵器，练好兵”。

“圣人不治已病治未病，不治已乱治未乱。”《黄帝内经》中的这句话讲的就是防病胜于治病的道理，只有教给你防病功夫的医生才能算好医生。

分析上面5法，可以分作两类，指向两种截然相反的方向。锯箭法、捂箭法的作用方向是向内的，目的是不让箭出来，甚至不让箭被看出来，属于“阴法”；拔箭法、逼箭法、防箭法的作用方向是向外的，目的是让箭出去或者根本就不让箭进来，属于“阳法”。

通过以上分析，大家会得出一个结论：前两种方法是不能用的。

其实不然。方向是有对错的，而方法是没有优劣之分，主要看用得是否得当。所谓“活法在人”。方向错误的捂箭法、锯箭法用得恰当，也可以起到不可替代的作用，比如箭太长太重，我们锯掉外面的一大部分，不是为拔箭或逼箭创造了便利吗？比如中箭后要掩藏病情，要参加活动，怕感染，怕箭的位置移动伤到其他地方，捂箭法都会功不可没。而方向正确的拔箭法不照样有拔死人的惨状吗？

看来方向是前提，方法的全面、恰当也是必须的。

一个好的医生会根据中箭的性质、深浅程度，伤情的轻重、缓急，作出判断，在合适的时间，按合适的尺度，用合适的方法，产生最好的治疗效果。

（三）

得了病是要靠医生，还是靠药物、器械这也涉及一个思考的方向问题。

我常给病人说：“病是医生看好的，药物、方法、器械的选择，都是医生的脑力工作的体现。好比打架时，没有刀，我可以用枪，没有枪，我可以徒手，都可以打赢的。但是如果没有真功夫在身，用什么武器也只有挨打的份儿。好的器械给打架带来方便，但它不能决定打架的输赢”。所以，患者千万不能听某人用的什么方法好了，某人用什么药物好了，就依葫芦画瓢，盲目照搬，而是要稳住心神，着眼于“真功夫”，找个好医生做帮手，鉴别其优劣，首先是明白它的方向，至于具体的药物、方法，都可以“拿来主义”（见鲁迅先生文章《拿来主义》，文中对于拿来的要求是“运用脑髓，放出眼光，自己来拿”，“然而首先要这人沉着，勇猛，有辨别”）。

（四）

病是要医生来看，还是病人自己扛着？

病是自愈的，还是治愈的？

病是要注重调整阳气，还是调节阴津？

治疗是以攻邪为主，还是扶正为主？

遗传因素怕不怕？

银屑病能发还是不能发？

是清热对，还是散热对？

……

方向的问题太多，也太重要了。

不仅是换一个方向，是时刻要变换方向。

是要站的高，往远看，随时调整方向。

方向调整应该如“庖丁解牛”般自由，如山道开车般灵活。

这才是换个方向的真谛。

遗传并不决定银屑病发生

——理性看待基因

（一）

“同一粒种子，为什么在甲地能够发芽而在乙地却不能发芽呢？这似乎只能说明，种子本身没有问题！”裘沛然先生在其《人学散墨》一书中如是说。其本意并不是谈论遗传，但笔者读到这句话时，却想到了基因在疾病发生中所占的地位。基因好比种子，种子是否发芽——即基因是否被激活发病，取决于甲地或乙地的土壤是否适合种子发芽，而并不取决于“种子本身”。

（二）

基因并不能决定人是否生病。

中医学的禀赋、体质、先天等概念已经蕴含了基因的内容。

禀赋分禀赋残缺、禀赋不足和禀性不耐等。禀赋残缺，多可寻找到固定基因，而更常见到的禀赋不足的疾病，却未必能在基因上得到反映。禀赋不耐，与基因相关但并不一定由基因决定，指对外界各种因素，如饮食、植物等有不同于常人的反应。如“人有禀性畏漆，但见漆便中其毒，亦有性自耐者，终日烧煮竟不为害也”（《诸病源候论·漆疮候》），需要注意的是“禀赋不耐并非出生就显现，也不一定终生不变，每一个体对各种因素的易感性和耐受性可随年龄、环境而改变”。

中医学用禀赋、体质、先天等概念，可以准确地反映遗传的疾病易感性，并且有一整套成熟地指导临床的治疗体系与之相应。禀赋等中医概念可以包含基因所要表达的内容，而基因却只能表达禀赋的一部分内容。

基因决定论，从中医角度说，就是先天决定论。《健康报》的一篇文章指明“人身处不同的成长环境，体内的基因会不定期地发生表观遗传学的变化”。这说明基因对于人体的作用是随着环境的变化而变化的（能实现的基因检测是不可能动态监测这些变化的），也即基因并不能决定人体是否生病、是否健康。这与中医学中先天可以影响后天，却不能决定后天相仿。基因能够决定的是遗传的疾病易感性，疾病易感性并不是说一定会得病。

（三）

把基因看作是一枚种子，有很多人便心生幻想，是否可以把种子挖掉，这样便可以高枕无忧，绝对不会得某病了呢？

这实质是一种误解。除了很少的单基因遗传疾病外，大多数常见病、多发病，如高血压、心血管疾病、肿瘤等都是多基因疾病。如已知的乳腺癌易感基因约六十种，银屑病易感基因近二十种。处理一种基因已经是不现实的，处理多种基因就更加不现实，况且还有更多的相关基因尚未被发现。笔者将多基因疾病的发病比喻为做鞭炮和放鞭炮的过程。各种基因分别充当火药、纸、药捻等的角色。如果这些做鞭炮的原料只是处于散放状态，它就止于基因，不会形成鞭炮。不正当的生活习惯是鞭炮原料的组合过程，鞭炮形成了，就由散放的基因状态变成随时可以被激活的素体状态。有了素体这个基础，只要出现随机的诱因，多基因就会被激活、形成疾病。

“多基因”是应当坦然接受的现实，诱因具有无法避免的随机性，只有形成素体的夙因是可控的。不正当的生活方式是形成素体的罪魁，这也是目前很多复杂疾病都被称为生活方式病的原因所在。改变自身的生活习惯比起依赖基因研究的进步来，要经济得多，也现实得多。

相对于基因的探讨，中医更关注人体的土壤，这对于人类的健康更具现实意义。

（四）

中医有句俗语叫作“先天不足后天补”，这句俗语已经深入人心。

这句俗语使大众更安心地接受自己先天的禀赋，而积极地以后天的努力发扬禀赋中好的一面，小心地避免坏的一面。这种理性的态度是值得鼓励的。

而把“先天”的表达方式换作“基因”就会带来恐慌。其实，基因即是“人之生也，有刚有柔，有弱有强，有短有长，有阴有阳”（《灵枢·寿夭刚柔》）的另一种表达方式。它只代表生之前的禀赋，并不能决定一生的健康状况。

《素问·上古天真论》云：“法于阴阳，和于术数，饮食有节，起居有常，不妄作劳，故能形与神俱，而尽终其天年，度百岁乃去。”天年，指禀赋的寿命。没有多少人会奢求“尽终其天年”，因为很难做到“法于阴阳，和于术数，饮食有节，起居有常，不妄作劳”。对于禀赋的天年我们无法得到，对于禀赋的基因中提示的疾病，我们就一定会获得吗？如果以健康为目的，主动地将身体调整在较好的状态，基因中的疾病易感性便没有表达的机会。

（五）

很多的疾病呈家族性，也似乎成为了基因决定发病的佐证。

实质上遗传因素只是增加患某病的风险、几率，并不意味着家族中很多人患某病，其他家族成员就一定会患此病。

很多疾病的家族聚集现象，其实跟一个家庭相同的不良生活习惯有关。因此，有家族疾病史者，应反思家庭环境及生活习惯中的有害因素，坚持以健康为目标调整自己的身心，让家族疾病谱成为警钟，而不是增加自己的思想负担。

对于有遗传倾向的复杂疾病，笔者提供的治疗策略是“治疗—自疗—自愈”。这种策略中不仅有治，更有防患于未然的成分在内。对于其家族成员，照着策略中“自疗—自愈”做，便可以收获健康，同时起到防止遗传倾向变为疾病的作用。

（六）

对待基因研究要理性，不可盲目夸大其作用。

2010年12月1日《健康报》“后基因组时代——期待基因功能解读”一文报道：“英国曾经发生过这样的事件，一个不到10岁的小女孩被自己的父亲带去做乳腺摘除手术，因为父亲通过家族史分析以及基因检测，发现女儿可能会患上乳腺癌，这在当时的英国引起了轩然大波。其实基因检测……是一种概率统计、风险评估，要理性科学地对待和干预。”

基因决定论带来的大众恐慌已经越来越甚，理性地对待基因的作用已经迫在眉睫。笔者认为，如果把基因的概念，换成比之更成熟、完善的禀赋、体质、先天等中医学概念，同时强调“先天不足后天补”的理论，大众会更容易理性看待遗传因素的作用。

有病不治，常得中医

——理性看待治疗、自疗、治愈、自愈

（一）

杨某，女，24岁。婴儿时喂食水果糊过量，肠胃一直不适。6岁时因肠胃炎，服用北医三院所开半片止吐药后，胳膊上出现小红点，确诊为银屑病，求治于朱仁康教授，服药后很快皮损消失。

8岁时，春季以吃牛肉为诱因导致全身爆发，此后15年内不间断服用中药，皮损未全部消退过。

2011年3月电话问诊于笔者，因大学毕业在即往来不便，遂介绍其至北京中医医院张广中主任处诊治，张主任详为诊察后，嘱停用所有口服药物，少量外涂北京中医医院自制外用药，如是3月，全身皮损均有自行消退的迹象。

2011年6月10初诊，左脉沉细弦弱，右脉滑而有力，舌尖红，舌下淡，苔根黄腻，皮损以毛发部及大腿外侧为多，黄汗明显，素有口渴，生气后瘙痒。辨证为少阳不舒，脾胃不利，湿郁化热，口服以小柴胡汤加减，处方：柴胡12克，黄芩6克，党参9克，半夏9克，炒甘草6克，防风6克，生姜3片，大枣2枚；外洗以清热除湿为法，处方：苦参15克，黄柏9克，土茯苓30克。其后处方略事加减，患者精神状态不断变好，出汗逐步变匀，皮损迅速变薄变少。

1月后皮损几无，缓病缓调，治以丸药为主，后逐渐停药，随访情况平稳，自愈当可预期。

（二）

“有病不治，常得中医”。

语出《汉书·艺文志》。原文曰：“失其宜者，以热益热，以寒增寒，精气内伤，不现于外，是所独失也。故谚曰：‘有病不治，常得中医’”。大意为：治疗不很恰当的话，用热药来治疗热证，用寒药治疗寒证，很多时候从表面上是看不出来不好的，但是患者的精气却会暗暗受伤，这种失误是需要特别指出来让大家引起注意的。所以有谚语说：有病不去治疗，就相当于一个中等水平的医生在给你治了。或者说患者的自愈能力，就已经相当于一个中等水平的医生。

这里的中医之“中”念去声，音同“种”，指中等水平的医生，而非目前所指之中医。

前述病例中患者连续服用中药15年，在张主任处诊治后停用所有内服药物3月，却出现远较服药为好的、全身皮损均有不同程度消退的良效，让笔者不禁想起两千年前的古训。

“有病不治”的好处起码有三：

一为不必花钱购药，没有经济压力；

二为不必服药，没有思想压力；

三为不存在服错药“精气内伤”的隐患。

经过一定时间的“不治”，患者的身体状况会在一定程度上回到排除“药邪”（语出张子和《儒门事亲》）干扰的本真状态，为进一步治疗提供基础。笔者在接诊新患者（急症除外）之初，都会安排半个月到一个月的、停用所有内服外用药物的治疗前准备阶段，原因即在于此。

（三）

《景岳全书》卷三《传忠录下》有《病家两要说》一文云：“……病（家）不贵于能延医，而贵于能延真医……必有非常之医，而后可疗非常之病。第以医之高下，殊有相悬。譬之升高者，上一层有一层之见，而下一层者不得而知之；行远者，进一步有一步之闻，而退一步者不得而知之。”该文提出病家择医、任医的关键处：择医贵在择“真医”，因为‘必有非常之人，而后可疗非常之病“；任医贵在专一，不然，“议多者无成，医多者必败”。

择医和任医需要理性，需要以知医为前提，既要懂些医学，还要了解你的医生。

从医生的角度来看，没有鉴别能力的患者是对于自己不负责任的、不合格的患者，在对待这些患者时，医者当留心。这些患者最容易犯朝秦暮楚、道听途说、三心二意、无法长期严格执行医嘱的错误，在他们还没有成为成熟的患者之前，请勿开始治疗，否则治疗的开始已经埋下失败的隐患，在面对银屑病之类顽固疾患时，医者尤当谨慎。

中医界素有“上医医国”之说，从这个角度来看，笔者认为上医当以明理为先。这就告诉患者一个识别上医的窍门，看他是否能把得病、愈病的道理讲通，能讲通者可能为上医，若遇无理可讲之医，不如“有病不治”。

中医界尚有“上医医未病之病”之说，也是在理上做文章的。

“未病之病”，无证可查，有理可据，单有“有是症用是药”的本领是万万无法下手的。

（四）

上医之道，顺自愈之理而治。

“有病不治，常得中医”，其理在于疾病从本质上是自愈、而非治愈的，治疗只是为自愈扫清障碍和铺平道路的。

何为上医之治？笔者认为是顺应患者自愈的能力和节律，治人而非治病的。顺应自然之道，使患者机体恢复和保持正常的秩序，可以自行解决体内发生的诸多问题，而非由医者来包办代替。

中医素有“候气来复”之说，恰合上医之道。即得病日久，对于虚人要以少量药物缓调为主；对于邪实者攻病要中病即止，两者都旨在给正气自我恢复留下足够的空间。

笔者初诊时以其脉弦，生气后瘙痒，皮损以大腿外侧为多，辨证为少阳不舒；以其脉沉细弱，舌下淡，辨证为脾胃不利；以其脉滑而有力，舌尖红，苔根黄腻，皮损以毛发部为多，黄汗明显，素有口渴，辨证为湿郁化热。治以小柴胡汤加减，处方以黄连温胆汤、枳术丸等，配合外洗清热除湿，精神、出汗、皮损均显著好转。

理之所至，效之必至，治人为本，故疗效自可预见。连续服药15年，攻补皆有过当之虞，故当小剂缓调，促其自复。

（五）

临久病缓症时当如何治呢？下录章次公先生轶事一则，可作参考：

1956年春，章次公先生治河北省卫生厅段慧轩厅长慢性胃病。其自觉脘闷、嗳气、纳呆、腹胀、左胸膺憋闷、气短等，用香砂六君子汤加减仅有小效。章老详为四诊，除上述症状外尚有便溏、溲清，舌胖质淡，苔薄白，水滑，脉来沉而小滑，面色虚浮，两目乏神。旋问进补、服药方法。告曰：“晨起先饮一茶碗参汤，半小时后早餐，隔一个半小时服汤药，间服西药。”章老笑曰：原诊断无误，立法、处方、遣药亦切中肯綮，其所以不奏大功者，实是进补剂型、服药方法欠当所致。试思厅长年高脏腑薄弱，胃之消化动力缺乏，而日进参汤、中西药物，一日三餐，胃中几无宁时，尽是液体停滞，阻塞气机，不符《内经》“胃满则肠虚，肠满则胃虚”、“脾喜燥恶湿”之生理特性，纵辨证准确，用药无误，岂奈脾、胃功能，纳、化失健何？为今之计，建议将参汤改为参粉，装于胶囊，每服3～4粒，以少量水送之；中药汤剂宜煎后浓缩再微温分服，则量少力专效宏；一日三餐宜食馒头、面包之类，不宜尽用流质食物，或少量多餐，以减轻胃之负担。若是则纳化健旺，其消化功能自能恢复。更宜节食肥甘厚味及饮料，合理服药，尊恙不药而愈矣。（节选自曹东义《中医近现代史话》一书）

章老之案为改变服药方式，减药以减轻脾胃负担而愈；笔者所诉之案为停药减轻身体负担，服药顺应其自愈本能而将愈，可谓异曲同工！

防治银屑病当温通阳气

——银屑病病机为阳气不用

很高兴看到2010年7月14日发表在《中国中医药报》上的《治疗银屑病当固护阳气》（以下简称《固》文）。这篇文章从另一个角度强调了阳气对于银屑病治疗的重要性，提醒广大读者在参考笔者治疗银屑病理论和经验的时候，一定要注意“发越郁阳”的“度”的问题。

细读此文，发现文中对于银屑病的认识，起码有5点与笔者相同：①银屑病发病的“本原在于正气的不足”；②治疗的“度”的把握在于“使阳气通达而不致耗散”；③治疗的本质在于为“机体阴阳平衡状态的恢复”创造条件；④治疗的根本目的不是“短期治愈”，而是长久的健康和“长寿”；⑤人与自然的关系是“人以……四时之法成”、“人与天地相参也”，人应该能动地顺应自然。

有了如此之多的相同，下面的解释便变得容易了许多：

第一，阳气的体用问题

体用是传统文化里一个很重要的概念。体是谈基础，用是作用，应用。没有体，这个用不可能发生。而没有用，则体为“无用之体”，失去了存在的价值。

《素问·四气调神大论》云："所以圣人春夏养阳，秋冬养阴，以从其根。"自然界的春夏阳气在外，发挥其用，秋冬阳气收藏于内，顾护阳气之体。没有秋冬顾护阳气的体，则春夏的生机旺盛成为无本之木、无源之水；而没有春夏的"发陈"（发越隐匿于体内的污垢）"使气得泄"以尽阳气之用，则秋冬收藏的是垃圾而不是精华。

阳气之体需顾护，阳气之用求通达。这两点并不存在矛盾，"治病必求于本"是看矛盾的焦点是在阳气的体，还是阳气的用上。如果焦点在体上，需要顾护阳气之体，此处顾护的对象是阳气，故可以换言之为温养。如果焦点在用上，则重点在于通达阳气。

第二，冬季型银屑病的病机关键在"若冬无夏"

"若冬无夏"出于余晖引用的《素问·生气通天论》"凡阴阳之要，阳密乃固"之后。诚然，"阳气起着重要的固外作用"，但那是在防御外邪入侵的时候，如果到了外邪已经侵入的时候，我们是应该开门逐寇呢？还是关门留寇？

在"凡阴阳之要，阳密乃固"之后，对于"两者不和"可能出现的"若春无秋，若冬无夏"，先贤提出的治疗策略是"因而和之，是为圣度"。和之是调和之意，使人体既有"四时之法"中秋冬的收和藏，也有春夏的生发和疏泄，才可谓"人与天地相参也"。

银屑病最多见冬重夏轻规律，是个不争的事实，此即"若冬无夏"。其治疗最关键的问题应该是在人体内多些"夏"意，即发散之意。而非顾护（顾护有藏而少用的意思），即"冬"意。

"对于阳气不足的银屑病患者，我们长期大量使用辛温发汗之品治疗（即使达到所设想的全身微汗），那是不是有长期耗散患者的阳气之嫌呢？"这个问题的回答首先要明确银屑病的病机关键是长久的、体层面上的"阳气不足"呢？还是暂时的、用层面上的阳气不用呢？

我的答案是后者。

这也是我对《固》文中讲的"不能在短期治愈，需要较长时间的治疗"的观点有不同认识的原因。暂时的、用层面上的、阳气功能不及的问题，笔者认为有可能在短期之内纠正。

一个病史 13 年的 23 岁女患者，服用麻黄类方 14 日后，改用真武汤为主继续服用 20 日，病情好转大半，遂停药“候气来复”，临床治愈，数月后随访诸症已无。服药 30 余日获得临床治愈对于银屑病来讲，我不知道能不能叫作“短期”呢?

治疗本为纠偏，如果是阳气耗散为主要病机者，顾护则为正着。但是依笔者临证所见，银屑病多为阳气不用，通达不及者。

第三，“腠理闭”与长寿

“腠理闭”，在《灵枢·刺节真邪》之“阴阳者，寒暑也。热则……人气在外，皮肤缓，腠理开，血气减，汗大泄，皮淖泽。寒则……人气在中，皮肤致，腠理闭，汗不出，血气强，肉坚涩”中是没有褒贬意义的。即使以长寿为考量的标尺，也不可能发掘出“腠理闭”的褒义来。

“腠理闭”与上文的“若冬无夏”导致的“寒”是有明显因果关系的。

如果说“‘皮肤致’、‘腠理闭’，阳气内敛不得外泄”可以作为“寒冷地区的居民”“长寿”“很重要的一个原因”的话。那么就可以推导出“若冬无夏”可以导致“长寿”的谬论。那样的话，“两者不和，若春无秋，若冬无夏，因而和之，是为圣度”的圣训也需要改写了，“人……以四时之法成”也不应该正确了。

长寿是养生的目标。而养生是笔者认为的中医最高级的“治未病”的学问。养生不仅养阳气之体，也要养阳气之用。《素问·生气通天论》讲：“阳气者，若天与日，失其所则折寿而不彰。”就是讲阳气的“所”，也就是讲阳气之用对于长寿的重要意义的。

强调治疗银屑病当固护阳气是不恰当的。那么讲顾护阳气是养生的大旨是否就是恰当的呢？不是。温养、通达兼顾才是养生的不二法门。古人讲养生要动静兼修即是此意。

结语：

“横看成岭侧成峰，远近高低各不同”。疾病的真相和治疗的真理从不同角度看，一定会得到不同的结果。重要的不是争论，而是如何找到台阶“更上一层楼”，获得更广阔的视野。这样便有可能将各个角度的不同融合成尽量的真实。执著于“盲人摸象”式的片面互相攻击不是做学问应有的态度。

感谢《固》文把银屑病和阳气的关系从另一个角度作了探讨，给读者多了一个“兼听则明”的机会。

附：

治疗银屑病当固护阳气

——与张英栋先生商榷

近日拜读了山西晋中市第三人民医院张英栋发表在《中国中医药报》上的《其在皮者，汗而发之》（2010 年 5 月 21 日）和《银屑病病因病机探寻》（2010 年 6 月 9 日）等数篇文章，获益匪浅，感触颇多。用汗法治疗银屑病，对于我们传统的从“血”辨治银屑病的治疗思路，是一种拓展，为我们治疗银屑病，打开了另一扇窗户。该文作者对于不同时代、不同地域、不同体质条件、不同类型的病因病机进行还原性研究，以期实现对于现今不同患者“一把钥匙开一把锁”式的精确用药的目的，是一种理想之境界。笔者在学习和欣赏之余，想到了另外一个问题，就是银屑病治疗过程中的固护阳气问题。

阳气内敛不外泄是保持健康的重要原因。

《灵枢·本藏》曰：“人之血气精神者，所以奉生而周于性命者也。”《素问·调经论》说：“人之所有者，血与气耳。”《素问·金匮真言论》也说道：“夫精者，身之本也。”后世的《医门法律·先哲格言》中有这样一句话：“气聚则形存，气散则形无。”从这些经典的语句中，我们可以看出，血气与精对于人的重要性，是生命的基本物质，是生命存在的基础。《素问·生气通天论》说：“阳者，卫外而为固也。”“凡阴阳之要，阳密乃固。”可见，阳气起着重要的固外作用。

《素问·评热病论》说：“邪之所凑，其气必虚。”《素问·刺法论》和《素问·口问》中亦有类似论述：“正气存内，邪不可干”、“邪之所在，皆为不足。”银屑病患者之所以发病，我们是不是可以这样认为：患者原本就有正虚存在？无论患者表现为什么样的症状，其病之本原在于正气的不足。张英栋先生亦在文中着重强调："笔者从临床实际出发，得出……银屑病阳气不足为体质依据的结论。"这种观点看法，虽为对传统观点的一种挑战，却有着其合理性，为我们临床辨证提供依据，开拓思路。

人存在于社会，存在于自然，应该遵循自然的规律，适应自然。我们的先贤们就在《黄帝内经》里反复强调过这个问题。如《素问·宝命全形论》："人以天地之气生，四时之法成"；《灵枢·岁露论》："人与天地相参也，与日月相应也。"都强调了人与自然相应，是互相联系，不可分割的。《灵枢·刺节真邪》中说："阴阳者，寒暑也，热则滋雨而在上，根茎少汁，人气在外，皮肤缓，腠理开，血气减，汗大泄，皮淖泽。寒则地冻水冰，人气在中，皮肤致，腠理闭，汗不出，血气强，肉坚涩。"从这点考虑，寒冷地带的居民比热带雨林地区居民长寿，或者一个国家，寒冷地区的居民比气候炎热地区居民长寿的原因，除了经济的因素外，寒冷地区居民终年"皮肤致"、"腠理闭"，阳气内敛不得外泄，恐怕也是很重要的一个原因。

长期大量用辛温之品有耗散阳气之嫌。

由于人与自然息息相关，所以人应当适应自然的发展规律。体现在治法上，《素问·宝命全形论》："法于阴阳，和于术数，食饮有节，起居有常，不妄作劳，故能形与神俱，而尽终其天年，度百岁乃去。""恬淡虚无，真气从之，精神内守，病安从来。"强调人类应该适应自然。张英栋先生在文中提到银屑病的治疗"用药以辛温为主，治疗中使用大量生姜（49片）、温白酒等辛味温热食物，停药后坚持多晒、多动、多穿、多吃辛味温热食物"，如果从阳气方面考虑，正如作者所说，"银屑病阳气不足为体质依据"，那么对于阳气不足的银屑病患者，我们长期大量使用辛温发汗之品治疗（即使达到所设想的全身微汗），那是不是有长期耗散患者的阳气之嫌呢？人生三宝"精、气、神"会不会亦受到影响呢？较长时间用汗法治疗银屑病，使阳气始终处于发越、至少不是内敛的状态，会不会对患者产生不良影响呢？当然，也许张英栋先生能很好地把握这个度，使阳气通达而不致耗散，但并非每位后学者都能做到这一点。

笔者认为，在银屑病的治疗过程中，既然我们不能在短期治愈，需要较长时间的治疗，那么在治法的选择上，我们应该考虑"王道"治法，重视机体的正气，以最少的外来干预获取机体阴阳平衡状态的恢复，否则，“一厢情愿”式的“霸道”干预，难免会得不偿失。

养阳就是顺应阳气的升发

——“春夏养阳”非补阳

从2010年7月7日的《对冬病夏治理论的再探讨》到2010年8月19的《炎夏，体内阳气确实虚》，有7篇发表在中国中医药报上的文章，围绕着“春夏养阳、秋冬养阴”、“冬病夏治”、“三伏贴”等问题展开了热烈讨论。

争论的焦点在于“养阴、养阳”的本义及其临床应用问题。正如编辑按语中说到的“阴阳虚实的根本问题……决定着下一步治则的确定和选方用药，因而是决定治疗成败的关键。”涉及“四时阴阳”的根本问题，不可不辨。

在那7篇文章中笔者认为有以下数点可商榷：

1.“养阳”、“补阳”中的“阳”是否同义？都是“阳气”的意思吗？

2.“夏天人体的阳气外越，体内阳气空虚”是顺应春夏自然界阳气的升发而出现的相对于冬天的生理状态，“对于阳气已经虚弱的慢性病人来说”这个时候“补充阳气”比秋冬自然界阳气收藏的时候更合拍吗？

3.“冬病夏治”是因为夏天更容易借助“夏天天气炎热，气温很高”使不通之处通散？还是因为夏天是“补充阳气的有利环境”呢？

以上三点来自2010年7月7日发表的《对冬病夏治理论的再探讨》

4.“只有虚寒体质方可”使用三伏贴吗？

5.“夏季气温高，机体阳气充沛，体表经络中气血旺盛”，“机体”一说是否失于笼统，是指体表，还是体内呢？

6.“三伏贴源自清代《张氏医通》记载的白芥子发泡疗法。药物以麻黄、白芥子、甘遂等辛温散寒的药为主调配而成”，其作用是“提升阳气”吗？

以上三点来自2010年7月21日发表的《理性对待三伏贴》

7.“人体腠理疏松，汗出较多……体内阳气也随之外泄”、“喜凉食冷饮……伤及体内阳气”、“开空调降温，或用风扇吹风取凉……伤及体内阳气”是夏季体内阳气相对虚弱的主要原因吗？对此问题8月19日已有文章指正之，“人体内阳气的升、浮、降、沉的运动是造成夏天人体内阳气空虚的根本原因，是内因。”

以上此点来自2010年7月28日发表的《炎夏，人体阳气旺盛？》

8.“炎夏，人体阳气当最为旺盛。若炎夏人体阳气不旺盛，那么四季之中，哪个季节人体阳气旺盛呢？”言人体阳气，而不言体表、体内，如同说夏季热而不分地上、地下一样，可不辨乎？

9.“‘春夏养阳’告诫人们在春夏季节要顺自然界生长之气”很正确，但是由此可以推导出“阳虚之人，夏季是温养阳气的最佳时节”吗？那“冬三月……勿扰乎阳”又是何意？

10.“阴虚者冬季适量食萝卜，可以补虚助阴。”阴虚之人服食萝卜可助阴吗？8月19日已有文指正之，“萝卜仅具下气宽中、消积导滞、止咳化痰等功，似乎并无补阴之效。”

以上三点来自8月9日发表的《也谈“炎夏人体阳气旺盛”》

11.“人体皮肤腠理处于收缩状态。所以，体内阳气相对亢盛。”冬季“体内阳气相对亢盛”的原因是“皮肤腠理”“收缩”吗？如果一个树上长了两个果子，可以说这个果子是另一个果子的原因吗？

12.“夏季气候炎热，人体为了散热，皮肤腠理开泄，所以体内阳气并不太盛”这句里面有两点可商榷。①是“人体为了散热”才导致的“皮肤腠理开泄”吗？②是因为“皮肤腠理开泄”所以“体内阳气并不太盛”吗？一些并列的现象里面存在着因果关系吗？

以上两点来自8月19日发表的《为何冬吃萝卜夏吃姜》，结论是正确的，可是推论的过程中由于对“天人相应”没有深入的认识，所以出现了未“求于本”的问题。

13.“夏天的养生我们既要考虑阳气盛的一面，同时要考虑虚的另一面，对于素体阳气盛，血热的人，我们要重点注意……同时也要注意固护……对于素体阳气虚的人，可以多晒太阳和吃一些温热性的食物以补充阳气，但也要注意适可而止……”作者的确是希望在“整体观”的指引下面面俱到，但是出现了一个未“求于本”导致的凌乱局面。谈到“夏天的养生”，我们会自然而然地想到“夏三月……无厌于日……使气得泄，若所爱在外”，在该作者的文章里我们看到“无厌于日”成为了“素体阳气虚的人”的专利，还要注意“避免引起中暑”，这些还符合《内经》时代祖先谆谆教诲我们的养生原则吗？

以上此点来自 8 月 19 日发表的《考虑问题勿忘整体观》

14.“秋冬养阴，那是因为充足的阴液才更有利于阳气的潜藏。”“秋冬养阴”的“阴”是“阴液”的意思吗？

以上此点来自 8 月 19 日发表的《炎夏，体内阳气确实虚》

对以上问题笔者有如下观点，供大家参考：

1. 从冬季“养阴”=“勿扰乎阳”说起

“在《内经》里约 80%的篇章直接谈到“阴”、“阳”。但它们的具体概念却不尽相同……”《黄帝内经专题研究》中如是说。

《内经》中的确有很多处“阴”“阳”指阴精和阳气，但还有很多地方不是。朱丹溪在其《局方发挥》中说“阴阳两字固以对待而言，所指无定在”。

“春夏养阳、秋冬养阴”出自《素问·四气调神大论篇》。要探求此句的原意，需要回到原文中去。该篇首先讲了春三月、夏三月、秋三月、冬三月的养生、长、收、藏“之道”，进而提出“逆”四气的后果，接着得出结论“夫四时阴阳者，万物之根本也。所以圣人春夏养阳，秋冬养阴，以从其根；故与万物沉浮于生长之门。”

前面详列“养生、长、收、藏之道”，与后面的总括“春夏养阳，秋冬养阴”属于互辞，意义相同。这就可以得出养“收、藏”就是“养阴”的结论。《内经》的重要别传本隋·杨上善的《黄帝内经太素·顺养篇》为此认识提供了佐证。该篇中关于此问题是这样讲的：“圣人与万物俱浮，即春夏养阳也。与万物俱沉，即秋冬养阴也”。

关于冬季的“养藏之道”，《内经》明确指出的原则为“勿扰乎阳”。这就是说在冬季“养阴”和“勿扰乎阳”之间也可以直接划等号。这样的话，“养阴”和“阳气的潜藏”之间的关系便昭然若揭了。冬季养“阴”

本身就是指顺应“阳气的潜藏”，没有必要再和”充足的阴液”牵强地联系起来。

明白了冬季“养阴”之“勿扰乎阳……必待日光……无泄皮肤”的真意，与此相对，对于炎夏“养阳”之“无厌于日……使气得泄”的解读便容易了许多。

2. 炎夏“养阳”当解为“顺应发散”

“一年四季的变化，二十四节气的变化，其实就是阳气收藏与释放之间的变化。我们抓住了这个主导，阴阳的方方面面就会自然地连带出来。”《思考中医》中如是说。这句话对于“四时阴阳者，万物之根本也”作了精辟的解释。

根据“四气调神”的原则，人应该“顺应”四时变化的“道”，对此问题很多医家作了发挥。对于“春夏养阳”，明代医家马莳和清代医家高士宗从顺养生长之气立论，比较接近《内经》原意。马莳云：“圣人春夏有养生养长之道者，养阳气也。”高士宗亦论：“圣人春夏养阳，使少阳之气生，太阳之气长”。

笔者学友高建忠对于“春夏养阳”的解释言简意赅：“春夏应该顺应自然界阳气的升发”，将“养”视为“顺应”，将“阳”释为“自然界阳气的升发”。笔者认为直达《内经》本意。与《黄帝内经太素・顺养篇》之“圣人与万物俱浮，即春夏养阳也”颇为吻合。

具体到夏季“养长”，彭子益在其《圆运动的古中医学・二十四节气圆运动详细说明》中，给出了如何炎夏“调神”的答案：“夏长……夏浮……浮者，阳热浮也……长者，长阳热也”。炎夏自然界的特点是“阳热浮”，“养长之道”就应该是“长阳热”。

如何“长阳热”呢？就是让自己的阳气顺应自然界的“阳热浮”的状态，发散于体表。阳气的发散怎么才能做到呢？需要“无厌于日”和“若所爱在外”。对于“无厌于日”和“若所爱在外”，笔者在临床中向患者解释时是这样说的：“在夏天，对于日光的照射你要不知满足，就是多晒；对于户外活动，要像你所爱的人或物在外面吸引你一样，即多做户外活动。只有这样才能让体内多余的废气、垃圾尽量地向外排泄，才能保证秋冬时人体收藏的是精华，而不是糟粕。”

3. 何谓冬病？如何夏治？

一个健康人在自然界一年四季的变化中，会主动地顺应自然界的变化，“执中致和”。在维护自身稳态的同时，主动地、缓和地融入自然界的变化之中。有学者将健康定义为“内环境的稳定和对于外环境的适应”，就包含了笔者上述内容在其中。

病人和健康人的不同在于无法在自然界的变化中维护自身的稳态，在顺应自然界的变化时不是主动的、从容的，而是“拆东补西”，捉襟见肘。

阳气本身不足，而在大自然冬季闭藏的命令下，不得不仓促闭藏。阳气潜藏于内，如果在健康人的话，即使顺应了阳气的潜藏，也还有起码的阳气留在体表，维护着体表的正常功能。而在病人，接受了闭藏的指令行动后，便无法留下足够的阳气维持体表的正常功能。

冬季阳气无法“主表”，阳无力化气便导致了邪气“结滞”于体表（邪气结聚可以导致郁而化热的郁热体质），形成了阳气不足和阴邪结滞在体表的反复的恶性循环。因此便有了主要集中在“慢性支气管炎、支气管哮喘、老年慢性阻塞性肺疾病、儿童哮喘、过敏性鼻炎等病及体虚易患感冒者”等发于肺表、每年逢冬即发的“冬病”。

“夏治”不是针对于“阳虚”，而是针对滞留于体表的邪气“结滞”。观用于“冬病夏治”的药物便知。“以麻黄、白芥子、甘遂等辛温散寒的药为主”的“三伏贴”绝不会有“提升阳气”的作用，真正的作用在于趁着炎夏阳气盛于体表的有利时机，温体表之寒凝，散阴邪之结滞。李时珍在《本草纲目》中曾谈到“夏月宜加辛热之药，香薷、生姜之类，以顺夏浮之气”可以作为内服药“冬病夏治”时的参考。

至于炎夏“补阳”之说，与传统的中医理论，和现行的“冬病夏治”实践都没有关系。中医传统的进补季节在冬季，因为只有冬季才是“藏”的有利时机。

4. 王冰、朱丹溪的解释是为治病而设，与“养生”本义不同

唐代医家王冰对“春夏养阳，秋冬养阴”的解释影响极大。他认为“春食凉，夏食寒，以养于阳；秋食温，冬食热，以养于阴”，“养即制也”。朱丹溪在《不治已病治未病》文中认为“食凉食寒而养其阳，圣人春夏治未病如此……以之食温食热而养其阴，圣人秋冬治未病者如此”，即是继

承了王冰之说。

首先需要指出的是这两家的解释与《内经》的“四气调神”本义不同。但在治病疗疾的时候也有参考价值。

在顺应自然界阳气的升降浮沉过程中，有过有不及，均属于病态，需要调整。王冰、朱丹溪的理解就是针对于“太过”而设的，顺应春升，生发太过则需凉来使之“平”；顺应夏浮，发散太过则需要寒来“制”，其余类推。

5. 冬吃萝卜夏吃姜和春捂秋冻

我们已经明白了“春夏养阳、秋冬养阴”在《内经》中的本义为“春夏顺应升发，秋冬顺应收藏”，此为“顺”治。

也知道了针对“四气调神”太过而形成的病态，需要“制”，此为“逆”治。

这样对于民间流传很广的“冬吃萝卜夏吃姜”和“春捂秋冻”，便容易从“四时阴阳者，万物之根本也”这个“本”来解读了。这两句俗语正好囊括了一年四季的春夏秋冬。

“春捂”意思是避免春寒遏制体内阳气的升发，“夏吃姜”是顺应阳气在体表的发散，“秋冻”是帮助阳气的收敛，“冬吃萝卜”是预防阳气藏得太过而生郁滞。

红学家周汝昌先生曾说：“‘咬文嚼字’是中国文化之最高境界”。对于“四时”“阴阳”的“咬文嚼字”，会体现出一个中医医生对于中医学核心理论理解的层次。正因于此，《素问·四气调神大论》才反复强调“四时阴阳者，万物之根本也”、“阴阳四时者，万物之终始也；生死之本也”。

银屑病病因病机演变

——从血热论治并非亘古不变

“银屑病以血热证最常见，其次为血燥证和血瘀证……血热证主要见于进行期，血燥证主要见于静止期和退行期，血瘀证主要见于静止期……以上结论与以往的报告一致”，这是翻开书刊最容易见到的银屑病病因病机的描述。笔者也是从这条路走过来的，临证中发现按此论治，效者有，不效者也有不少，对于无效的患者怎么办呢？当今银屑病患者病机是否与明清时期一致是以“血热”为中心呢？

从历史的、发生学的角度来研究银屑病病因病机的演变会给我们以很多的启示：

隋代《诸病源候论》中提出“风湿邪气，客于腠理，复值寒湿与气血相搏所生……为干癣也”，认为银屑病的发病是由于人体感受风湿邪气，同时又受到寒湿，致局部气血瘀滞而发病。《诸病源候论》对后世的影响颇大。唐、宋认识银屑病多宗此。如《外台秘要》“干癣……皆是风湿邪气客于腠理，复值寒湿与气血相搏所生”。

到了明代，《医学入门》谈及银屑病病因时宗金元以火热为内因，倡外感风、燥说，曰“疥癣皆血分热燥，以致风毒克于皮肤，浮浅者为疥，深沉者为癣。”对当今的中医外科学、皮肤科学影响很大的《外科正宗》、《外科大成》、《医宗金鉴》、《外科证治全书》、《外科真诠》等多宗此说，认为银屑病的发病是体内血燥、血热、血虚、血瘀等血分问题为内因，招致外来风毒邪气侵入而发病，与《诸病源候论》的“风邪为主，夹以寒湿”迥然不同。如“此等总皆血燥风毒克于脾、肺二经”，“白疕之形如疹疥，色白而痒多不快。固有风邪客肌肤，亦由血燥难荣外”，“因岁金太过，至深秋燥金用事，乃得此证，多患于血虚体瘦之人”，“白疕俗名蛇虱……由风邪客于皮肤，血燥不能营所致”。

近代医家多宗明清观点，如赵炳南认为银屑病的发生血热是关键因素；朱仁康认为血分有热是银屑病的主要原因；周鸣岐等认为银屑病多由素体血热与风邪外袭相合而发病，病久而耗伤阴血，以致阴虚血燥，肌肤失养；禤国维虽然认为病因有风、热、寒、湿、燥及七情内伤、饮食失节等多种因素，但根本原因还是归于机体阳热偏盛。

当代肖青林等结合现代医学最新研究成果认为阳虚体质是银屑病的根本原因；孙步云根据银屑病冬重夏轻的特点，认为本病与先天肾精亏损，阴寒毒邪侵肤有密切关系；宋坪、王永炎等从玄府理论新视角论治银屑病，主以辛温；刘爱民提出运用温法、散法治疗寻常型银屑病……不难看出，当代银屑病的病机研究中已经能看到《诸病源候论》中所论述的影子。

看来，银屑病从血热论治并非亘古不变的公理。

是否随着时代的变迁，人类居住的时空环境（如气候）发生大的变化，从而影响银屑病的病因病机性质呢?

这个问题的讨论有一段话可资借鉴:“在东汉以前，人们认为寒邪是引起疾病的最为重要的原因，所以寒证受到医学家的特别重视，温散法在临床上得到较多的应用。大约到了晋唐时期，人们已经较多的应用清解法治疗伤寒。金元继之。明清以后，温病学说大行其道，寒证和治疗寒证的方法多所忽略。今日，在外感疾病的治疗中，人们还是较多的使用寒凉方法……相当多的中医也认为微生物感染性疾病是热证，应该用苦寒、寒凉的方法治疗，故一见到感染性疾病，就不再论脉证，径直投以寒凉；寒之不效，即大其量而用之。不会从寒邪寒证思考，不敢也不会使用温热方法。其实，寒气充满宇宙，寒邪遍布天地，寒邪为病也是普遍的现象。已故中医学家刘渡舟教授认为中医应该重新给予寒邪足够的重视。明清以来的重温轻寒是对两汉以前重寒轻温的某种程度的否定，是中医学的发展。但是，当重温轻寒走向了极端，就需要反思和反正了。重视寒邪和寒证，就应该重视张仲景，重视《伤寒杂病论》”（引自王洪蓓《《伤寒杂病论》寒与寒证研究》)。

当今治疗银屑病各个门派应该一起坐下来，冷静分析，分析产生不同的客观原因，尽早对不同时代、不同地域、不同体质条件、不同类型的病因病机进行还原性研究，以期使不同类型的患者得到方向无误的治疗。

笔者从临床实际出发，远绍《内经》《伤寒论》，得出银屑病内热为标，肌表寒郁为本，阳气不足为体质依据的结论，验之临床，获效满意。

银屑病病机实质为郁（一）
——里热郁结，浮越于外

银屑病治疗可参考温病的辨治理论，但不可照搬。对于“血热”是其病机核心，还是病变标象的概括这个问题，笔者以为后者是正确的，“郁热”才是银屑病的病机根本。

1. 银屑病病机为“郁”

赵炳南认为：本病的发生，血热是内在因素，是发病的主要根据。朱仁康认为：“血分有热”是银屑病主要原因。血热内蕴，郁久化毒，以致血热毒邪外壅肌肤而发病。

上诉两位前辈对银屑病的发病，观点基本一致，均强调了“内热外发”的发病观，而对于内热的形成，都反复地强调了“郁”。这与“初起邪在卫分，温邪由表入里，传入气分，进一步内传深入营分，并进而进入血分”的“血热”形成观显然是不同的。

对于温病的病机，在“卫气营血”之外也还有不同的观点，如李士懋在《温病的本质与治疗》一文中说：“温病的本质是郁热，不论新感温病、伏气温病、温疫、湿温化热，还是温病卫气营血、三焦等各个传变阶段，只要有热邪存在，其本质概为郁热。”

参考李士懋温病发病观来思考银屑病的病机，得出的结论可以用杨栗山的一句话来说明：“里热郁结，浮越于外也，虽有表证，实无表邪”。银屑病是“在表”之证，是“血热”外现，其机理用“里热郁结，浮越于外”表达是最明确的。

2. 银屑病“血分有热”即“郁”

李林认为：银屑病之“血分有热”病机实际是由气分有热，郁久化毒，毒热波及营血而成。银屑病的“血分有热”与温病的“热入营血”是有区别的：第一，温病的“热入营血”，常见神昏、谵语、躁动不安、舌质红绛、苔净、脉沉细数，此乃毒热耗伤阴血所致，这些症状在银屑病患者身上一般是不会出现的。第二，温病患者发斑一般为色深红或紫红，压之不褪色，系因邪热迫血妄行、营血溢于脉外所致，是出血性斑。而银屑病患者红斑为充血性斑，为营血受体内气分久蕴热毒影响，充斥脉络所致，压之可褪色。第三，任何年龄均可患温病。当毒邪过盛或正不胜邪时，病情均可发展到“热入营血”阶段，而银屑病多发于青壮年。综合以上三点，可知银屑病主要发病机理是“血分有热”，与“热入营血”明显不同。

“血分有热”与前文所述“里热郁结”同义，实质为“郁热”。“浮越于外”之“外”则与“热入营血”之“入”，截然相反，丝毫马虎不得。

“热入营血”到“动血”阶段要“凉血散血”，而“里热郁结，浮越于外”的“血分有热”却需要顺势外发。

3. 银屑病从“郁”论治

叶天士《温热论》谓：“入血就恐耗血动血，直须凉血散血”。似乎“热入血分”只有“凉血散血”一种正确治法。其实不然，在温病的不同阶段，邪热都可入血，甚至在湿热病中，由于湿阻气机，邪热也可内迫入血，发“动血“之变，引起不同部位和程度的出血，其治法均不以”凉血散血”为主。

提到“血证”，我们习惯上会想到“血热动血”，但应该知道在这之外还有一类血证其病机为“郁热动血”。“血热动血”，指邪气完全入血分，不兼卫、气分见证，此多为由营分传入血分，其证多内热较甚而伤阴，需“凉血散血”。而“郁热动血”指入血之“热”是因气机阻滞，逼迫而致。虽有“动血”之变，其主要矛盾并不在血，郁热有外达之机就是治疗的着眼点所在。只要据其兼证，采取相应的方法排除“郁”的原因而宣展气机，使内迫之热外达，“动血”即止。

银屑病多近似于“郁热动血”的情况，需要以治兼证为主，并不需“凉血散血”。可参考谢路治疗温病之法分以下三种情况施治：

第一种情况为卫分郁闭，邪热入血动血。在卫之邪，本当疏卫宣解而外达，“在卫汗之可也”，但临证所见多过早以寒凉、滋腻误治，导致肺卫郁闭不开，无外达之机的卫分郁热内迫入里，乘虚深入血分，迫血动血而发斑。此并非纯血分证，而是卫血分同病，其临证应以治卫分为主，“给邪以出路”。

第二种情况为气热入血。气分证虽热势壮盛，但气分之热皆有外达之机，治疗中应注意达邪外出，切勿令其内闭，否则气分未罢，邪热入血，动血，此为气血两燔，亦并非纯血分证。治疗应气血同治，不可一派凉血散血之品。血热由气热所致，欲凉血必先散气热，以切断入血邪热之源。所以化斑汤以白虎之生石膏辛凉清气，以达热出表，实际上开达了血热外散之路，此即“化斑”之主要原理。阳明腑实，腑气不通，郁热内闭，迫而入血也属气血同治之列，治疗应以通腑泄热为主。

第三种情况为湿阻气机，郁热内迫入血动血。外感湿热邪气，或素体湿盛，复感温热之邪，热与湿合，阻滞气机。初起邪在上焦，阻滞于卫气之分，流连于三焦之中，应以辛微温芳香宣化方法，化湿浊、开肺气畅三焦，令湿开热透，三焦通畅，湿或从汗泄，或从小便而去，热随湿解。过早使用寒凉滋腻，就会湿遇寒凉而凝涩不化，甚则成冰伏之势，热邪为湿所遏不得透散宣发，郁而愈炽。此郁热多内迫而发为动血之变。此时若见出血而用一派凉血之药，气机郁闭更甚，必导致出血不止。“动血”之热为气机郁闭内迫而来。内迫者，不得已所致也。一有机会或内迫不甚时，热即外出。治疗重点不在凉血散血，而在开郁热外达之路，除“内迫”之因。驱邪必给邪以出路，才能轻而取胜。若采取压抑、限制、层层包围，邪无出路，必作殊死之争，将贻误病机，变证遂生。

银屑病病机实质为郁（二）
——寒者气不运，热者气亦壅

“血热”是对于银屑病病变标象的概括。

“血热”是怎么来的呢？是“郁”而为“热”。

“郁”才是银屑病的病机根本。

那么，“郁”又是如何产生的呢？

清代医家何梦瑶说：“盖万病非热则寒，寒者气不运而滞，热者气亦壅而不运，气不运则热郁痰生，血停食积，种种阻塞于中矣。”（《医碥卷之一·杂症·补泻论》）实为提纲挈领之言。

“气不运”即“郁”。何梦瑶的意思是说：世界万病不是热就是寒，而寒热都可以导致“气不运”，也就是寒热都可以导致郁之意。

寒主收敛、闭藏，因寒而气血凝涩不通比较容易理解。而“热者气亦壅而不运”需要转一个弯。

刘河间说：“郁，怫郁也。结滞壅塞而气不通畅，所谓热甚则腠理闭密而郁结也。如火炼物，热极相合而不能相离，故热郁则闭塞而不通畅也。然寒水主于闭藏，而今反属热者，谓火热亢极，则反兼水化制之故也。”

银屑病的病机为“郁”，具体体现为无汗。为了理解方便，笔者将由于寒导致的不通视之以“冰”；由于热导致的不通视之为“胶”。

体内的津液、血均属阴，受寒则为阳气不用无法温通故而结“冰”，受热则为阳热过亢煎灼阴液而为“胶”。“冰”需要温化，“胶”需要凉解（兼顾增液）。

目前临床所见，属“冰”者居多，如苔白、舌淡、畏寒、肢冷、无汗或汗少、汗不畅为症，故笔者以麻桂取效者多。非为胶柱鼓瑟，实为以客观见证为准临证斟酌。如果是一派热象，则为因热而郁，清凉必用。

医者不可先有定见，需因人因地因时制宜。

得汗法治疗银屑病体会

笔者自2009年12月28日至2010年2月8日，以小组治疗的模式，应用汗法治疗银屑病。治疗40天后停药。停药1月后，有的患者皮肤完全恢复正常，有的患者皮损减退十之七八，小组中所有患者病情都有很大改善。心得以下：

1. 小组治疗的形式是取效快捷的基础

笔者采用小组治疗是受何裕民教授“圆桌治疗”的启发，在实施过程中发现好处有三：一是搭建平台起到心理互助治疗作用。多数患者得病后都觉得委屈、压抑、恐惧，见到很多和自己“同病”的人，会减少心理上的“无助感”。如洪昭光教授所说“7～8个人来一下，座谈，大家一起聊聊天，说说话，心里什么难受，尽管说出来，互相鼓励鼓励，这么个小组疗法一来，大家心理很好。”二是教学相长，医患取得共识。笔者针对银屑病的核心病机提出的“温通发散”的治疗大法，与流行的治疗思路几乎相反。如果无法让患者有深入的了解，不仅不会配合，还会引起他们的疑惑。经过小组治疗，笔者讲解，大家交流，相互促进，取得了“银屑病是皮肤功能障碍造成的，温通发散可以恢复皮肤的正常功能，治愈银屑病”的共识，为医患合作奠定了坚实基础。三是全程互动，通过言传身教使治疗思路得以贯彻。很多的措施不仅需要理解思路，更需要动作到位。薛某，男，30岁，服用麻黄汤、大青龙汤等方治疗一月余，“四多”取微汗等也能理解，但始终效果不显。加入小组治疗，大家一起运动，才发现其运动的方法根本是错的，给予纠正后，在方药不变的情况下1周后显效。

2.“一时许、遍身、漐漐微似有汗”的目标为治疗指明方向

“一时许、遍身、漐漐微似有汗”均见于《伤寒论》桂枝汤方后注。“一时许”是汗出的时间要求，1～2个小时；“遍身”是汗出的范围要求；“漐漐微似有汗”是汗出的量的要求，象绵绵春雨一般微微汗出。实践证明，如果银屑病患者能同时符合以上3点要求，做到“发汗……令手足俱周、时出似漐漐然、一时间许”，银屑病很快就会治愈。

3.“无效则加、以知为度”的经方服药法为治疗加速

《伤寒论》中关于服药，不效则加量和缩短间隔的经典描述有“促其间”、“不知，加至……”、“未……益至”、“渐加，以知为度”等。笔者遵医圣之意，及时增减剂量获得了较快效果，略举两例说明：郭某，女，22岁。先有月经不通而后出现银屑病，皮损干燥、浸润明显，同时有渗液表现，先用麻黄汤合桂枝茯苓丸方、薏苡附子败酱散方取效。2010年1月25日因月经来而不通皮损加重，停中药，用桂枝茯苓丸、大黄蛰虫丸、逍遥丸3种丸药，各两丸日3次，嘱如果月经不通则逐日每次各增加1丸，前提是如果有其他不适及时停药。复诊诉3种丸药均加至每次8丸，每日3次的惊人剂量，获得月经通，皮损迅速减轻的效果。张某，男，26岁，为典型的阴证银屑病，皮损少而局限，不易上火。2010年1月24日，中药逐渐加量至1日6剂，处方为麻黄18克，肉桂12克，杏仁12克，炙甘草12克，苍术12克，茯苓15克，附子9克，黄芪60克，升麻3克，柴胡3克。折算后1日麻黄用量超过100克，黄芪用量将近400克，获得了皮损由阴转阳的效果。当然无论丸药或者汤药，加量时必须同时遵循“不可一日再服”、“中病便止，不必尽剂”等祖训，避免中毒，注意安全。

4.患者自疗和药后护理为得效关键

自疗笔者在《温法治疗银屑病》一文中已经提到过，指“四多”及提高身体的温度、心灵的温度等。药后护理在《伤寒论》中与汗法有关的方剂方后注中多有描述，笔者临证强调较多的有“温覆”、“多饮暖水”、“啜

热稀粥”、“坐被上……温令微汗”、“汗出多者，温粉粉之”等等。强调自疗和药后护理的目的，是为了配合药物使其发挥最佳效能，尽早达到“汗出三要素”的目标。有患者问：只服药，不自疗和药后护理行吗？回答是不行。为什么呢？明代著名医家张景岳在《类经》中的一段话回答了这个问题：“凡治病之道，攻邪在于针药，行药在乎神气……”，药是通过人体的正气作用于人体，发挥祛邪治病的作用的。如果只吃药，而拒绝自疗和药后护理，则药欲攻邪而正气不行药，会有好的疗效吗？因此，笔者把患者自疗和药后护理提到“得效关键”的高度来看待。

5. 无意中验证了“候气来复”的巨大临床价值

关于“候气来复”，学友高建中 10 年前有专文论述：“……要善于调养，静心等待，等待正气的恢复……临床具体运用常见两种情况，一为小剂缓调，二为停药以候。”笔者素喜大剂猛投，总欲一鼓作气荡平邪寇，对于“候气来复”体会不深。此次小组治疗的患者截止 2010 年 2 月 8 日全部停药，主要是因为春节期间服药不便。不料停药一月余效果竟如此之好，始信“候气来复”非纸上谈兵也。进而探求“候气来复”的时机问题，从这批患者来看，有两点可资借鉴：一是已经奠定了良好的“自疗”基础，停药也不会停自疗的；二是已经显露出好转趋势者。

广汗法治疗银屑病基本问题辨析

笔者从多年治疗银屑病的实践中得出一个结论：银屑病皮损处不会出汗，出汗的地方不会得银屑病。基于这个结论，便有了广汗法治疗银屑病的理论探讨和实践摸索。这个方法在推广中发现有不少地方容易引起歧义，以下即是对一些基本问题的辨析。

1. 以“汗”为目的的治法皆可用

何谓广汗法？简单讲，就是让不“会”出汗的患者出汗，恢复正常的出汗状态，并保持。而出汗，笔者认为需要符合“正汗三要素”——一时许、遍身、微似有汗。遍身是范围要求，是核心，是目标；一时许是时间要求，是保障；微似有汗是量的要求，是基础。

对于银屑病患者来讲，皮损处能够得汗皮损就消失了，“遍身”得汗银屑病就获得了临床治愈，一直保持“正汗”的状态就不会再犯，即“根治”。广汗法的提出让银屑病治疗的思路变得更宽。

2. 综合治疗，不止于药

银屑病是一种公认的生活方式病，是综合因素累积而致的，故需要综合治疗。赵绍琴教授曾说过“汗法即通过各种治疗方法，包括药物、针灸、推拿、饮食及运动疗法，达到汗出邪去的目的”。笔者将之引申为“任何形式的治疗、有意无意地达到汗出的目的，都可以得到汗出而解的结果”。这就是综合治疗的含义，笔者将之总结为“大四疗”、“小四疗”和“四多”。“大四疗”即天疗、地疗、医疗、自疗；“小四疗”指心疗、笑疗、动疗（多亲近阳光，多做户外运动以蓄积阳气）、静疗（晚上 11 点以前入睡，保持心态的稳定、不浮躁以通达阳气）；“四多”为多晒、多动、多穿、多吃辛味温热食物。

综合治疗中，医生使用药物只是其职责的一部分。非药物治疗可以调动自身正气，截断病的来路，其首要任务是：对于患者的生活习惯及其生存状态作出分析，引导患者自己得出“病从哪里来”，从而“使病人知之而不敢再犯”。药物治疗与非药物治疗二者缺一不可，单靠其中任何一种治愈或者维持现状的想法都是不现实的。

3. 运动求汗“度”的把握

非药物治疗中最重要的手段是运动。运动的原则是《内经》中讲的“微动四极”，即只有温和、连续、持久的运动才是我们提倡的。推荐的运动项目有原地跑、快走、太极拳、下蹲、腹式呼吸等，其要点是“低强度、长时间运动，一滴汗、出遍全身”。以原地跑为例：当以某一速度跑至身上一些部位微热“将汗”的时候，应立即降低运动强度，让要出汗的地方停止加热，不要让汗发出来。只有这样才能把热蓄积起来，让不容易出汗的地方变热、出汗。

运动疗法的核心在于：以不断变化的运动强度将容易出汗的地方控制在“将汗”状态，让含在体内的热反复冲击那些不容易出汗的区域，使之不断被“融解”。今年 8 月，一位银屑病病史 18 年的 27 岁女患者，在没有服药的情况下，每日运动两小时以上，全身皮损均明显变薄。在此基础上，仅服用中药一月余，已取得自觉症状消失，皮损减退近半的效果。

4.“将汗”的表现形式

《伤寒论》中柴胡桂枝干姜汤方后注云：“初服微烦，复服，汗出便愈。”这里烦为汗解之先兆，出现并不是坏现象，它预示疾病将要“汗出而解”。在银屑病的治疗中，识别这些先兆是很重要的，认识它们，并且诉之于前，可以免除患者出现这些先兆后的疑虑。笔者将常见的“将汗”现象总结为五个字：红、痒、新、小、烦。

红是皮损基底颜色变红，在慢性病程中这是由阴转阳的佳兆，是气血充盈的好现象。肥厚、色暗、鳞屑多的阴证皮损是无法直接得汗的，变红是得汗的前提，是“将汗”的佳兆。

痒意味着气血由不通将转通，常见于整体状态由阴转阳的进程中，当为佳象。但是气血由通向不通转变的中间过程也可能出现痒，所以对于症状的判断还需要立足整体。痒在患者身上还有其他的表达形式，如“身上一发热就扎”，这时应该保暖、加热、促汗出，千万不可脱衣趋冷止痒。

新和小，指一些新的皮损出现，其特征是皮损小而散。大片肥厚的阴证皮损在变薄或者面积缩小的同时，出现一些散在的、小的新皮损，是邪气的出路由聚变散、由不通转通的好现象。

烦指火象，指病情由阴转阳过程中出现的、暂时的“上火”现象，如牙痛、起“火疙瘩”、咽肿等。

治疗过程中出现“将汗”五佳兆，是病情由里向外变，由缓向急变，由阴向阳变，由难治向易治变。“将汗”五佳兆简单说就是朝容易出汗的方向变，从表面上看似乎是“症状在加重”，其实是疾病在向治愈迈进。治疗中出现某些症状需要理性思考，而不应盲目视为加重。当然作为医者应该尽量减少表面上看来不利的情况发生，这样做可以减轻患者的心理负担。

5. 不求汗多，但求“遍身”

广汗法强调的是恢复正常的出汗，不能简单地理解为“多汗”。“汗出障碍”有四种表现形式：不出汗、汗多、汗出不均匀、汗出不解。

汗多属于“汗出障碍”，原因有二：一是汗多通常是容易出汗的地方汗多，汗源减少，导致不容易出汗的地方出汗更难，难以达到遍身汗出；二是汗多会出现“寅吃卯粮”的局面，现在汗多，以后出汗就更难，难以达到持续的汗出。

但有一种情况下短时的汗多是允许的，即对于一部分年龄较轻、体质较好、生机旺盛的患者，应“汗出彻身”；拘泥于“微似汗”会延误治疗时机，促其传变。

6. 四季汗出要有稳态

有学者认为医学应该是“稳态医学”，将恢复和保持人体的稳态作为医学的主要功能，人体的体温在外界的变化中保持着“稳态”，出汗也应该有其“稳态”，而不是有些人认为的冬天不该出汗。

临床上笔者借鉴这一理论，对银屑病患者出汗的要求是：夏天不要多，冬天不能无，关键在遍身。结果获得了良好的疗效。

7. 从“汗”看疗效和复发

广汗法让患者认识到疗效要从“汗”看，而不是从皮损的消失与否看。如果出汗已经“遍身”，虽然身上还有少许皮损，也可以停药自疗；而皮损消失了，但是出汗还没有达到“遍身”，却仍需积极治疗。把治疗的目标由皮损转为“出汗状态”，等于绕过了表象，直接关注皮肤的功能状态，或者说是身体的整体状态。

很多人把银屑病复发的原因归于季节的变化，却忽视了体质变化的累积。笔者认为“体质学说”的本质就是邪气的积累，即“伏邪”——体质是在不断地变化之中的，量变的时候没有外在表现，不发病的邪气累积会导致质变，体质的质变就是“伏邪”的本质。体质不断地变好，就等于在潜在地治病，而体质不断地变坏，等于在潜在地致病。内因是发病的根本原因，体质的变化、伏邪的积累，是偶然的、渐进的，这是被人常常忽略的，正是这种忽略造成了疾病发生的必然。如果使用广汗法治愈的患者愈后渐渐疏忽了“正汗”的要求，积累到一定阶段，必然会导致疾病的复发。

有人认为银屑病复发与否要看遗传物质，只要遗传物质存在，就有复发的可能。如果把遗传物质当作“种子”，把人体的状态当作“土壤”的话，会发现“种子”并不决定发病，种子发芽与否主要取决于土壤的状态。把人体的“土壤”一直调整在“正汗”状态，则不必担心遗传的“种子”会发芽，也不必担心愈后复发。

“种子”在土壤的某种状态下发过芽，在改变了土壤状态后可以不再发芽，大量的银屑病患者治愈后不再复发的事实可以为证。

泛汗法围歼银屑病

当代名医赵绍琴对于汗法曾经作过这样的表述：“汗法即通过各种治疗方法，包括药物、针灸、推拿、饮食及运动疗法，达到汗出邪去的目的”。这个表述对其在《赵绍琴温病讲座》中反复提到的“在卫汗之可也，非属方法，乃是目的”的原则，作了浅白的解释。笔者学习后认识到：汗法当作“泛汗法”解，不仅服药得汗为汗法，而且运动、日晒、温覆、多饮热水、熏洗亦为汗法，甚至得衄、刺络、得吐等畅达气机之法均可归于“泛汗法”范畴之内。随着认识不断深化，逐步将其应用于银屑病临床，方法日简，疗程日短，而疗效渐增。

第一阶段只是将运动作为银屑病患者稳定的“生活处方”，配合随证方药，取得了不错的效果。停药之后单用运动疗法，效果也很稳定。如孟某，女，30 岁。到 2006 年 4 月时，已经经历了长达 11 年的治疗，曾有过 2 次北京某大医院治疗的经历。注射、口服、外用中西药物无数，曾服用过有严重致畸胎作用的维 A 酸类药物，致使不敢怀孕，心情很糟。11 年的治疗结果是由寻常型银屑病变为“红皮病型银屑病”。经过笔者纯中药治疗配合运动，5 个月后达到皮损稳中有退的效果。安全停用所有西药后，笔者安排患者逐步停中药自疗。一年多后安全产一女婴。如今女婴已 17 个月大，患者皮损虽未痊愈，但一直处于持续稳定好转状态。

第二阶段开始将多晒、多穿、多饮食热性饮料食物的手段，与前面讲的多运动合为“四多”，配合温散的中药，应用于银屑病临床，取得了较好疗效。如王某，女，13 岁，2007 年 9 月初诊，发病 2 月，治疗无效来诊。诊时可见：皮损泛发，面部、手背均有分布，大片肥厚鳞屑散布全身，手背部裂口明显，嘱以“四多”，慰之以易治，处以温散方药，一月大减，两月余脱然而愈。

第三阶段开始意识到汗法的本质为“肺之宣发肃降功能……恢复，……表里都和了，营卫通畅了……三焦也通畅了，自然微汗出而愈”。无论是郁热、火劫、津亏、血燥、阴虚，还是水停、气滞、血瘀、湿阻、凉遏、寒凝、冰伏等病机导致的肌表汗出不正常，均可由此得治。从第三阶段开始患者的方药不再局限于温通发散，但是由于患者属寒者多，处方仍以温为主，方药变得灵活。“生活处方”扩展为“四多两温度”、“天疗、地疗、医疗、自疗”同时同向的“四疗一体”等。此阶段围绕“不可强发汗”展开。如何某，女，14 岁，起疹后在当地治疗数月不愈，于 2009 年 4 月专程来诊。刻下见：起疹散在，背部为多，精神紧张，据家长说素好强，脉见弦象。治以四逆散合当归芍药散为主，辅以“生活处方”，服药不足两月近愈，停药以候，一月后复诊皮损已全部消失。

第四阶段的进步主要得益于《伤寒论》的学习。46 条“太阳病……此当发其汗。服药已微除，其人发烦目瞑，剧者必衄，衄乃解……麻黄汤主之”。47 条“太阳病，脉浮紧，发热，身无汗，自衄者愈”。55 条“伤寒脉浮紧，不发汗，因致衄者，麻黄汤主之”。对于此 3 条的深入分析，会让我们看出仲景认识中的“汗衄关系”：在表邪欲解的情况下，汗和衄是具有同等功效的。这就是说，某些特定情况下，汗出可以代替衄血，衄血也可以代替汗出。简言之，诊断中需要明白“衄以代汗”，治疗中需要知道“汗可代衄”。那还有别的与“汗衄关系”类似的可以扩充“汗法”的手段吗？《伤寒论》24 条“太阳病，初服桂枝汤，反烦不解者，先刺风池、风府，却与桂枝汤则愈”提示“刺风池、风府”有与汗、衄类似的通的功效。《针灸大成》中有“视其背上有细红点如疮，以针刺破即瘥，实解太阳之郁热也”的记载，提示背部刺络也有类似功效。一例患者服药后恶心欲吐，强忍不住吐后得微汗皮损大减。一例患者服桃核承气汤得大泻后有微汗，皮损大减……这些都是整体畅通，在局部的皮肤上出现的通的表现——得汗。进入第四阶段，汗法治疗银屑病可选择的手段变得异常丰富。笔者将这些手段应用的时机，尽量安排在治疗前的准备和停药后的调整阶段。在刺络放血、针刺、熏洗等较为复杂的手段之外，还会经常采取些简单的方法，如：油炸大虾每日大量服用半月；温酒适量饮用1月后来诊；停药每日维持低强度两小时锻炼1月后复诊……。这些“泛汗法”手段的应用大大缩短了服药“治疗”时间，很多患者服药“治疗”时间仅为一月左右。这么短的服药时间就可以“治好”银屑病的事实，给后来的患者提供了极大的信心。治疗进入了良性循环。

第五阶段的特征是强调恢复正常。汗是外在的表象，通才是其内涵。通不能是暂时的因药而通，而是身体恢复正常后，自然而然的，长久的通的状态。这才是目标，可以归纳为两个字——复正。到了这个阶段，医者不会再为通而去活血理气通阳，不会为“汗”而“强发其汗”。一切都希望其融入自然的状态，按照自然的规律，用最简单、自然的方法，最少干预，最大限度地“候气来复”。至此，医者找回其本该的引导者的角色，而不是去包办、替代患者的自愈能力。汗法成为了一种治疗的策略，而不仅仅停留在一种方法、手段上。汗法的运用进入了圆机活法阶段。

综上所述，“泛汗法”治疗银屑病有疗效好、副作用小、手段灵活、方法简单、可选择性强、依从性好的特点。“泛汗法”概念的提出是为了与笔者原先文章中提到的“广汗法”相鉴别。“广汗法”是指汗法思路的拓展，汗法不应局限于辛温发汗，应为“汗出而解”。“泛汗法”则更强调治疗的措施、手段，特指可以获得“汗出而解”的所有手段，如文中提到的：日晒、运动、温酒、鱼虾、衄血、放血、熏洗等等。

越薄越好，越散越佳

——探讨银屑病皮损疗效判定标准

笔者判断银屑病治疗的疗效标准有以下三点：①以精神好为根本；②以汗出匀为核心；③以皮损薄为指征。前两点符合“以人为本”的长效观点，旨在人体整体和局部健康的恢复，当无异议。对于第三点——惟一针对皮损的疗效标准中，以厚薄为指征却很容易引起争议。特别是在变薄的同时皮损变大、变多，就更容易引起争议。

李林在《牛皮癣中医疗法》（以下简称《牛》书）一书中分四个方面观察银屑病皮损的疗效：①鳞屑；②基底；③颜色；④范围。笔者认同书中对第二项所作的判断，“银屑病皮损的基底浸润，较厚，系表皮细胞中的生发层增殖加速，棘层增生肥厚所致……生发层增殖减缓，棘层增生渐消，因此基底也逐渐由厚变薄，为有效。”并将基底厚薄作为疗效观察的核心项目。而对于其他三项与此项的关系，以及对于其他项的解读笔者并不认同。《牛》书中认为观察银屑病皮损疗效的四个方面之间，关系是并列的，没有主次之分。“显效：在以上 4 项中，有 3 项明显好转，或 4 项均有不同程度的改善，或 2 项消失另 2 项有改善。有效：有 2 项得到改善，或 1 项消失 1 ~ 2 项有改善……”笔者认为处于核心地位的基底厚薄这项不仅可以涵盖其他项的内容，而且可以随时纠正从其他角度观察、分析得出的不正确结论。

银屑病皮损上是不会出汗的。这个大量患者观察得出的结论，会很容易让人想到冰。从形态上银屑病皮损与冰极为相似，而从机理上分析二者也很相似。在临证实践中，笔者以银屑病皮损气血郁闭不通的特性，而直接将其视为冰。这给判断银屑病治疗的难易程度、愈后，及解读疗效都带来了极大的便利。能认同银屑病皮损是冰的理念，银屑病皮损疗效标准就会变得清晰：冰越薄、越散越容易融化——薄涉及前面讲的皮损基底的问题；而散涉及皮损范围的问题。

《牛》书中对于皮损范围提到了两点：一是针对小点状、小片状皮损的，“不断出现表明病情在发展，停止出现表明病情得到控制”；一是针对大片皮损的，“大片斑块可从其局部面积变化，判定有效无效。有的先从边缘缩小，出现消退晕……有的从中间消退逐渐向边缘扩大，也有的从中间分化成若干小块皮损，都表明皮损范围缩小，是好转的趋势”。如果没有前文“银屑病皮损是冰”的判断，便不容易发现《牛》书中错误。

小的皮损“不断出现表明病情在发展”吗？如果不断有新的皮损出现，但是皮损很小、很薄，这是好还是坏呢？如果以冰来解读，这个问题的回答便变得容易很多。大的冰块在被融化的时候，可以变散，化为很多小的冰碴或冰点，在大的冰块、冰球融化时周围出现新的、小的碎冰，说明从整体上看冰在变得容易被融化。相对于大的、厚的银屑病皮损来讲，出现小的、薄的皮损，就是变散，这不是在说明银屑病正在不断向愈吗？

大片皮损“从其局部面积变化，判定有效无效”也有可商榷之处。临证有很多皮损就像小的冰山，在其融化过程中，高度不断变低，而基底的范围不断变大。从“局部面积变化”来看，是在变大、在加重；而从皮损的厚薄来讲，是在减轻。孰是孰非呢？这就涉及数项疗效标准中不能并列，必须以某一项为核心的问题。以“银屑病皮损是冰”来考察，孰是孰非当不难判断。

对于《牛》书中疗效判断中的颜色和鳞屑问题，笔者认为“知其要者一言以终”，有的属于皮损基底厚薄的附带问题，有的属于局部判断容易失误，需要以皮损基底厚薄为核心来作裁决的问题。

疗效标准是治疗活动的指挥棒，犹如暗夜航行中的灯塔、迷路时的导航仪。如果疗效标准出现了偏颇，治疗活动的方向性错误便难以避免。这便是笔者撰写此文的目的所在。积小善必成大善，积小错终铸大错。对于银屑病之类的顽症、大症、系统病来讲，疗效标准之类方向性的大问题更是不容朱紫混淆的，不可不辨。

综上所述，银屑病皮损疗效判定当以厚薄为主要依据，银屑病皮损当以越薄越好，越散越佳。

汗出“冰化”有次第

——如何判断银屑病是否得效

大量患者观察得出一个结论：银屑病皮损上是不会出汗的。汗是皮肤通透、功能正常的标志；无汗就意味着皮肤功能失常、体内气血郁闭不通（治疗的目的就是恢复正常、使不通变通）。根据其不通的特性，为了更简捷地判断病情轻重和病程长短，更直观地解读疗效，笔者将银屑病皮损直接认定为冰，治疗就皮损而言也就简化为“化冰”。

因为无汗判定为冰，“化冰”和汗出也就产生了必然的联系。

是先汗出呢？还是“冰”先化呢？还是两个过程交替进行？

对此，笔者观察到，可以是先得汗（皮损周围或皮损中冰最薄弱的地方出汗）后冰化，也可以是先冰化后得汗。邪轻病浅，体质偏于壮实者，多可以攻或者调，通过开腠发汗的方法达到气血通而冰化病解的目的，多表现先得汗后冰化；而邪深病重，体质偏于虚弱者，多需要调或者补（气血不通在先，影响到体表而产生出汗异常，治疗的重点在气血不通），往往是气血通的目的先达到，汗后出现，表现为先冰化而后得汗。后者多出现在病程较久、屡经误治之后。

需要明确的一点是，出汗和化冰的进程多数情况下是同步变化、交替体现的，不可截然分开，二者从本质上讲都是在体现体质的变化。

兹举两例说明汗出和冰化的次第是因人而异的：

高某，女，21 岁，山西患者。初次发病为 11 岁，主要为点状皮损，发生在头部，在某中医处治疗近一年。治疗两月后头部皮损消失，身上有数处皮损始终未退。17 月前因家中有事，情志不舒而大面积发作，主要为点状皮损，多分布在胳膊和后背。复于原中医处连续服用大剂清热凉血中药 17 个月，皮损由点变片，由薄变厚，双侧胳膊外侧皮损厚度与一元硬币相仿，最大皮损面积近一手掌大，兼时常胃部不适（服原中医之药后开始，逐渐加重，以胀为主，伴有口酸）、手足冰凉（夏季亦如此）、月经量少色暗、舌苔白厚腻，素不喜汗出。2011 年 6 月 28 日于我处初诊，辨为肝脾失调、寒湿郁闭证，口服以藿香正气散、逍遥散、丹栀逍遥方、保和丸方、平胃散、五苓散等方加减，以适量温酒送服；外洗以麻黄 30 克，夜交藤 60 克入手，皮损不干、整体出汗较好后，去夜交藤，加肉桂 30 克，细辛 3 克。从笔者治疗开始胃部不适症状即很快消失，出汗状况迅速好转，1 月后皮损已经大部分变平，双胳膊外侧最为明显，浮冰已退，顽冰渐化。

顾某，女，44 岁，江苏患者。发病前长期工作、居住在寒湿、不见阳光的环境中，并且精神长期处于紧张、焦虑中，长期失眠、大便不畅，口服抗抑郁西药已十多年。2007 年 6 月妇科手术诱发银屑病，初起为小块状皮损，仅限于小腿，1 年后渐次发于其他部位。4 年来屡经中西药物误治（曾于石家庄某处连续治疗 8 月之久），上半身皮损曾经消退过，小腿皮损始终未见变化。2011 年 6 月 11 日于我处初诊时可见：双胳膊外侧有肥厚块状皮损和大片状皮损，双腿几无正常皮肤，双小腿全部由淡灰色、较厚片状皮损覆盖，无光泽，如树皮，无弹性，触之觉凉。口服以酸枣仁汤、黄连阿胶汤、交泰丸方、当归四逆汤、半夏厚朴汤、四神煎方、瓜蒌草红汤、桂枝汤、桂枝加龙骨牡蛎汤等方交替、加减；外洗初以夜交藤 120 克，桂枝 15 克，细辛 3 克，失眠好转、皮肤干燥减轻后改为细辛 6 克，制附子 6 克，肉桂 60 克等，重点泡腿。50 天后诸症均大为改善，胳膊上已经得汗，皮损大部分消退。腿上皮肤已基本恢复正常的色泽和弹性，浮冰退去，顽冰亦化，但是汗出甚少，小腿几无汗。

前一个病例显然为先得汗后冰化，而后一个病例腿部好转顺序当为先冰化后得汗。二者冰化和得汗的顺序显然是不同的，但最终都会治愈。

系统疾病从治疗到自疗，从自疗到最终自愈、恢复和保持健康，需要一个多方协同、水到渠成、自然而然的较长过程，所谓“病来也渐非如山，冰冻三尺逐日寒，汗解冰化有次第，急于求成岂期然。”

笔者将汗出匀作为银屑病疗效标准的核心，原意为强调汗出匀为银屑病最后临床治愈的标志，不可见皮损消退就停止治疗。不是说皮损消退——即冰化，是无效的。而是一些医者和患者误认为：只有得汗才是有效，如果皮损消退但是不见汗则为无效。这样便导致了如上文讲的后一类患者的悲观和急躁情绪。对于这种误解，和这种误解带来的悲观、急躁情绪都是应该预防和避免的。

《伤寒论》言“自汗出乃解……表里实，津液自和，便自汗出……”《温疫论》言“自汗者，不因发散，自然汗出也……气通得汗……”。上诉两书中的“自汗”都是自然汗出之意，是机体整体向愈的外在标志。汗出和冰化就其实质而言都只是表现，是标，是枝节的问题，哪个先出现变化并不重要；“治病必求于本”，本在于“阴阳充盛……阴阳升降出入道路畅通”，由标反映出的本质的改善才是医者和患者最应该关注的。

不可以得效之故而久用之
——银屑病误治得效的机理与鉴别

李东垣《脾胃论》中云："不可以得效之故而久用之，（若久用）必致难治矣。"前面讲的"得效"是针对症状的改善、针对标、针对近效的；而后面讲的"难治"则是针对人体、针对本、针对疾病的预后、针对长效的。笔者一贯认为：应该立足长效求速效。如果因为求速效损害了患者的长久的健康，这种速效不要也罢。

当前银屑病的治疗中有求速效和求长效两种大的治则并存，前者的着眼点在皮损的有无；而后者的着眼点在患者机体的整体恢复。如果就复发而言，前者可能会导致越治越容易复发，越复发越重的后果；而后者可能会越治越不容易复发，即使复发也一次比一次轻。

针对皮损的治疗就催生了皮损辨证。银屑病皮损被辨为：色红为热，色暗为瘀，皮损干为燥，根据皮损辨证得出的治法与根据患者整体病机得出的治法经常是矛盾的。如急性进行性点滴型银屑病以色红、皮疹散在为特点，根据皮损辨证得出的治法多以凉血清热为主，而临证察机得出的治法多以温散寒凝为主，使郁热有外散之机。一者为凉，一者为温，两者得效自然不同。笔者临证常将银屑病皮损比喻为人体大门口的垃圾，用凉为主是将垃圾推到人体内部，而用温为主则是帮助垃圾更好地远离人体，同样可以达到让人体大门口的垃圾不被看到的目的，但孰优孰劣，孰只求速效孰速效长效兼顾，当不难分别。由此可知，急性进行性点滴型银屑病治疗应以温散为主，这才符合"立足长效求速效"的原则。

《素问》中讲"其在皮者汗而发之"，也在提示人体大门口的垃圾应该向外发散的治疗大方向。将已经在大门口的垃圾推到人体内部，是对于银屑病的误治，其危害不在当下，而在垃圾久积体内产生的后果，其后果不外两种：一为垃圾再没有自发外散的机会，聚于体内成为远较银屑病为重的内脏病变（病变的最初表达是最轻浅的，阻止了最初的表达，导致的垃圾的滞留一定比最初表达的病变要重），从表面上看是银屑病没有复发，实质上是更严重的、对人体更为不利的、表现于其他较重要器官的、另外形式的复发；二为垃圾仍有外散之机，但远没有最初的外散那样顺畅，从表面上看银屑病复发后的皮损一般较少，较厚，从皮损多少来看似乎是越复发越轻了；但从皮损的厚薄来看却是越复发越重，越为难治了（笔者把银屑病皮损比喻为冰，对银屑病皮损的疗效指标是厚与薄，冰越薄越容易融化）。

以上讲了银屑病误治得效的机理：将大门口的垃圾推到里面，门口的垃圾看不到了，但却导致了更严重的后果。

银屑病皮损辨证辨出红为热。红的确为热，但很多的时候是郁热。实热用寒凉直折，虚热用对证调补，是大家熟知的。但郁热多用温通发散却是容易被忽略的。以治疗热病著称的刘河间在《素问病机气宜保命集》中讲过一段话："小热之气，凉以和之；大热之气，寒以取之；甚热之气，汗以发之。"这段话中强调了"火郁发之"。"发之"可用寒凉，也可用温散，是针对郁热而设。加上前面讲到的对于实热和虚热的治法，我们会发现治法的寒与温、补与攻对于银屑病皮损的红来讲，并没有孰对孰错、孰优孰劣的问题，只有适应病机的不同。

银屑病用温、用寒、用攻、用补都是可以的。那么，何时用温，何时用寒？何时用攻，何时用补呢？这需要临证斟酌，对于某种治法切入的时机和应用的度必须拿捏到位，越是难治的病证越需要这样。对于银屑病的治疗，要鉴别某种治法是否应用得恰到好处，笔者有一个窍门：即如果用某种治法后，不仅皮损消失，并且得正汗，那么这种情况下所用治法就是恰到好处的；如果用某种治法后，只是皮损消失，但是并没有得正汗，那么这种情况下所用治法就属于误治。

以上讲了如何鉴别银屑病的误治与正治。

笔者治疗银屑病以"汗"为核心。皮损消失，但是汗没有变匀，则很可能是误治。而出汗变匀，皮损没有消失，甚至变多，预后却会很好，很多时候可以停止治疗，待其"不治而愈"。当然，为了汗匀的状态可以一直保持下去，还有一个前提必须强调，就是要以精神好为前提。这就形成了笔者银屑病治疗目标的三个阶梯，即以精神好为基础，以出汗匀为核心，以皮损薄为指征。

“发物”治疗银屑病机理探讨

《素问·至真要大论》云“其在皮者，汗而发之”。《素问·六元正纪大论》云“发表不远热”。综合此两句可以看出，在《内经》时代，对于发生在皮肤上的问题，是首选“发”的方法治疗的，这与目前对于如银屑病之类的皮肤病忌食“发物”，从方向上来说是相左的。在银屑病治疗实践中，笔者发现，在适当的时机使用“发物”，不仅不会妨碍银屑病的治疗，反而会让治疗加速。

1. 银屑病皮损对于人体的积极意义

《温热论》云“斑疹皆是邪气外露之象”，虽然是讲温病，但可提示我们对于皮损积极意义的思考。金元四大家之一张子和首倡“夫病之一物，非人身素有之也，或自外而入，或由内而生，皆邪气也。邪气加诸身，速攻之可也，速去之可也。”治疗的目的就是“使邪有出路”。自然辩证法告诉我们：疾病从根本上来说是自愈的，医疗的作用只是为人体自愈提供条件。具体到银屑病来讲，皮损是人体自愈机制的一种表现形式，意味着人体内的邪气有外达之机。温病大家叶天士所说的斑疹“宜见”，章虚谷解释为“不见则邪闭，故宜见”，都可以帮助我们理解银屑病皮损对于人体的积极意义。

2. 换个“出路”治疗银屑病

《温热逢源》云“为热邪寻出路，如在经者，从斑汗解”。柳宝诒在其书中明确将“斑”定位为“热邪”的“出路”，银屑病所表现的红斑鳞屑是否也是体内邪气外泄的一条“出路”呢？笔者认为答案是肯定的。柳宝诒在讲“斑”的同时，同时提供了另外一条邪气外泄的“出路”——汗。吴鞠通言“逐邪者，随其性而宣泄之，就其近而引导之。”“斑”与“汗”从方向上来说都是向外发散的，从部位上来说都在皮肤，所以可以认为在为人体疏泄邪气的作用上，两者是可以互相替代的。对于银屑病的治疗，其根本目的是使体内“邪气去而元气自复”，然而很多医者和患者的治疗目标是皮损消失，用换个“出路”治疗银屑病的方案——以“汗”来替代“斑”，可以兼顾两者。这个方案既顺应了人体自发疏泄邪气的趋势，可以达到治疗的根本目标，又照顾到了患者的治疗要求，既治标又治本，与压制人体的排邪趋势、只以皮损消失为目的的治疗方案有着本质上的不同。对于过用寒凉遏制人体的排邪趋势，清代医家警戒颇多，如章虚谷指出：“解表用辛，不宜太凉，恐遏其邪，反从内传也。”吴有性指出：“类聚寒凉，冀其直折，而反凝住其邪，徒伤胃气，疫邪不去，郁热何清？”王孟英对于见热治热提出了这样的警示：“乱投寒凉，反使表邪内闭，其热更甚。”

3.“发之不开者，病热转加”

银屑病的病机为肌表闭，郁热不能及时、顺利外泄，内迫入血而发斑。治疗的大法应该是“发”——开腠理，使郁热顺利外达。但是为什么很多的医者、患者都忌讳“发”呢？刘河间对此作了深刻的论述：“夫辛甘热药，皆能发散者，以力强开冲也。然发之不开者，病热转加也。如桂枝、麻黄类辛甘热药，攻表不中病者，其热转甚也。”《内经》所云“其在皮者”的表证多为肌腠不利、内有郁热之证，以“发”来取“汗”，要点在于“力强开冲”，《伤寒论》中的用药及“温服”、“温覆”、“热稀粥”、“后服促其间”等手段都是为了加强开冲之力。“发之”是方向，“汗”才是“发之”到位的标志，只有遵循“发之”的方向，并且到了“腠理开通”的程度，才能出现“汗泄热退而愈”的结果。如果“发之”，但是“不开”，病不仅不解，反会加重。需要思考的重点应该在如何能“发之”使“开”，只有这样才能保证正确的治疗方向。如果害怕“发之不开”，就放弃了“发”的正确治疗方向，这不等于因噎废食吗？

4.“发物”用于银屑病治疗的细节

“发之”指明了银屑病治疗的方向，具体的手段有药物、食物、服药方法和自身生活细节的转变。本文主要讲食物方面，即“发物”的应用细节：

第一，集中治疗时以发的药物为主，“发物”起辅助作用，停用药物自疗时，“发物”要一直坚持使用，起到巩固治疗的作用，但是一定要注意发之使“开”。笔者将集中治疗和患者自疗时发物的使用比喻为:“隔上一段时间大扫除是需要的，但不可能代替日常的清扫，如果日常的清扫做得很好，就可以不必再大扫除”。

第二，“发物”的使用一定要注意时机，时机不当就容易出现“发之不开”。在无汗、肌表郁闭的时候，“发物”是需要严格禁忌的；某些部位汗出多，而其他一些部位汗出很少的时候，“发物”也要注意适量使用。总之，“发物”要用之有度，要围绕“正汗三要素”的目标使用。笔者的经验是当腠理开、汗出较匀的时候，发物如油炸鱼虾可以放量使用，越用越通，可以起到加速治疗的作用。

第三，“发物”一定要注意“热服”，如酒为发物，一定要温热服用才会利多而弊少。“热服”才能帮助郁热外散，刘河间有言“因热服之，因热而玄府郁结得通，而怫热无由再作。”

第四，目前笔者使用“发物”治疗银屑病仅限于寻常型银屑病，对于其他三型银屑病的治疗还有待今后验证。

目前用辛热发散药物治疗银屑病的报道越来越多，而与这类药物性味相同的食物——俗语谓之的“发物”，却还在“冷宫”中。笔者在应用广汗法治疗银屑病的实践中，鼓励患者适当使用“发物”，获得了很好的治疗效果，本文重在此实践的理论推导，旨在帮助银屑病患者和医者更加理性地对待“发物”。

银屑病，冬季慎食“发物”

《素问·至真要大论》云“其在皮者，汗而发之”。《素问·六元正纪大论》云“发表不远热”。这些经典论述都表明了“发”的思路在皮肤病治疗中不可替代的位置，“发物”是“发”的思路的具体体现，故“发物”的使用应该引起广大医者患者的重视。

“发物”的使用应该提倡，但一定要注意使用的策略，要注意用之有时、用之有度、用之有效。冬季里，多数银屑病患者会处于无汗、肌表郁

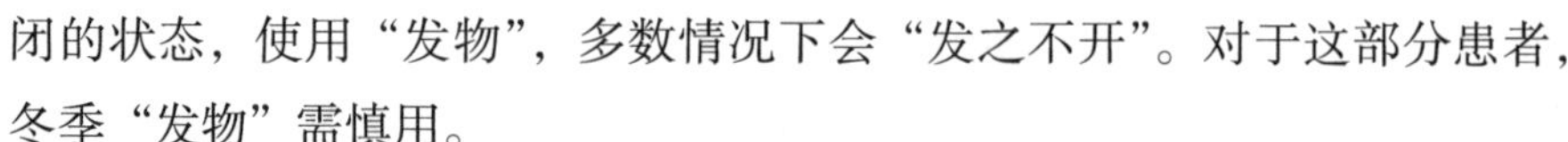
闭的状态，使用“发物”，多数情况下会“发之不开”。对于这部分患者，冬季“发物”需慎用。

1. 何谓“发物”？

发物，《现代汉语词典》解释为：“指富于营养或有刺激性容易使疮疖或某些病状发生变化的食物，如羊肉、鱼虾等。”如此解释，不免失于笼统。《本草纲目》中记载：“羊肉大热，热病及天行病、疟疾后，食之必发热致危。”《医学心传全书》中称：“毒病忌海鲜、鸡、虾发物。”这是针对某些疾病定义的发物。《证治要诀·丹毒》中谓：“有人一生不可食鸡肉及獐鱼动风等物，才食则丹随发。”这是针对某种体质定义的发物。《随息居饮食谱》中称鹅“动风发疮”；鸡“多食生热、动风”；胡椒“动火”……这些是从食物的禀性来罗列“发物”。

刘河间称“夫辛甘热药，皆能发散者”。据此，笔者认为：发物是与“发药”（即刘河间所称的“辛甘热药”）相对应的、具有“辛甘热”性味的食物。即易动火、动风的食物，如具辛热燥烈之性、易动火伤津的酒、葱、姜、椒、蒜、韭、芥、羊肉、狗肉及煎炒、油炸之物等；具升阳散气之性、易动风发越的海鱼、虾、蟹、贝等。笔者银屑病临床中所谓的发物特指：鱼虾辛辣白酒，烧烤火锅羊肉。

2. 银屑病原理为疏泄不及

银屑病患者体内存在着产邪和散邪的失衡。腠理的疏泄主管散邪；而外邪入里郁结于内、饮食不节、情绪失调则主管产邪。在《中医基础理论》五版教材“病机”一章中我们可以看到一段话：“内生五邪，是指在疾病的发展过程中，由于气血津液和脏腑等生理功能的异常，而产生的类似于风、寒、暑、湿、燥、火六淫外邪致病的病理现象……内生五邪并不是致病因素，而是由于气血津液、脏腑等生理功能失调所引起的综合性病机变化。”其实，不仅是内生五邪，即使是外感六淫也不是看得见、摸得着的。而是通过人体这个黑箱反馈的信息，医者判断而得出来的。所谓的邪，实质是一种分类方法，是“求其属”（语出《素问·至真要大论》）求出来的，是为了叙述方便而借用的一种理论模型。银屑病的原理便是从实践中得出，能服务于银屑病治疗的一种理论模型。

产邪多而散邪少，便会导致邪气的疏泄不及。邪气无法通过正常程序被疏泄，于是采取了应急措施，产生了银屑病皮损。如果产邪与散邪的程序协调、平衡、稳定，便不会产生银屑病。而银屑病的治疗就是让产邪减少，而散邪更顺畅。从笔者的临床实践中得出：使产邪减少是更长期的、更多属于养生范畴的措施，而让散邪的通道更顺畅则是比较现实的、更容易在短期内做到的、属于治疗范畴的方法。

刘河间有“六气郁皆从火化”、“五志过极皆属于火”之说，加之银屑病向来被认为是火热性质的疾病，为了与当今的治疗体系沟通，笔者暂以火热笼统地代替五邪来说明“发物”的作用。饮食“发物”既有产热的作用，又有散热的作用。其使用的要点在于“发物”使用的时机和尺度，看作用于人体后，造成的结果是产热程序为主，还是散热程序为主；是产热程序先发挥作用，还是散热程序先发挥作用。如果是散热程序为主，散热程序先发挥作用，则“发物”作用于银屑病，产生的便是治病作用而非致病作用。

3. 冬季养藏与开泄

《素问·四气调神大论篇》云“春夏养阳，秋冬养阴”，为四季养生提供了总的原则。具体到冬季养生，“养阴”即是“养藏”，《内经》明确指出冬季“养阴”即“勿扰乎阳……必待日光……无泄皮肤”。

冬季主藏是中医界的共识。具体到冬季养生的饮食调养，针对寒冷的气候，中国人素喜冬令温补。“冬令进补，春来打虎”的民谚和北方入冬吃羊肉饺子的习俗即是明证。

一方面是冬令养生进补的羊肉等“发物”进入体内，而另一方面是养生要求的“无泄皮肤”，或者明白冬季皮肤应该适度开泄，但在自然界寒冷的环境中却无法开泄，导致了一些银屑病患者皮损加重。

4. 养生与治病有别

养生是治疗的最高要求和最终目标。但在很多疾病的某些阶段，却不能完全顺应养生的方向。比如冬季养生要“藏”，而银屑病患者的问题在于内热疏泄不及，所以治疗需要适度开泄。冬季“藏”是大的趋势，相比于开泄，人体也更容易“藏”，这也正是寻常型银屑病患者大部分冬季会加重的原因。冬季“无泄皮肤”的趋势不容易改变，但不吃或者少吃“发物”却是容易做到的。

养生是适应于人体健康和亚健康状态，是在预防保健和巩固治疗的阶段，原理是守住、保持正常的状态。而防病和治病是适应于人体疾病和亚疾病状态，是在既病防变和治疗的阶段，原理是打破、改变不正常的状态。可以说治病治到可以养生的时候，便是治疗结束的时候。具体到银屑病，如果经过治疗，到了冬天进食“发物”依然不会复发，便说明了治疗的成功；反之，如果治疗结束，还是不敢进食“发物”，连“使气得泄”的炎炎夏季也不敢吃“发物”的话，笔者认为治疗并不到位，离治疗的最终目的地还有很长的路走。治疗的最终目标不应该是随时准备一触即发，不应该是姑息，而应该是顺利过渡到养生（这其中自然包括冬令进补在内）。

5. 银屑病患者冬季慎食“发物”

慎食，不是放胆去吃，也不是完全不能吃。是在符合某些条件的时候可以吃，小心、谨慎些吃。

患者武某，男，9 岁。2011 年夏季游泳后发生银屑病，治疗 2 月未果，经人介绍求诊于笔者。2011 年 11 月初诊，初诊 1 周内在家休息，运动、洗浴、饮食、温覆均较到位，出汗较匀，皮损减轻，鼓励吃发物。第 2 周继续吃发物，然开始上学，全身微汗趋势无法保证，有新出皮损，嘱限制吃发物，加强运动，口服药物在麻黄类方中加入清利湿热之品，皮损消退明显。

患者张某，女，31 岁。银屑病病史数年，2011 年夏季开始接受笔者治疗，间断服药数月，不忌发物，病情波动与情绪变化关系密切。2011 年 10 月因去外省学习停药。近来反馈，忌食生冷，一直未忌发物，病情稳定，皮损不仅没有新起，且有消退。

同是冬季，何以张某可以不忌发物而武某必须忌呢？何以武某在家休息时不忌而开始上学后就需要忌呢？笔者分析，张某成年而武某未成年，故多年饱受患病之苦的张某在学习笔者的综合疗法后，保暖、运动等会配合得更好，所以腠理可以在冬季仍然保持适度开泄的状态，故吃发物皮损不仅没有加重反而减轻；同理，武某在家休息时在家长的监督下，腠理可以保持适度开泄的状态，故吃发物皮损不仅没有加重反而减轻，而上学后缺乏自制，“汗泄”（语出刘完素《素问玄机原病式》）发生故障，故需要暂时忌食发物。这便是说，在皮肤适度开泄的状态下，吃“发物”是允许的，而这也正和冬令养生相吻合。

但冬季皮肤适度开泄的状态并不容易达到。很多银屑病患者冬季吃发物后皮损加重，表现为皮损增厚和有新增皮损，这说明腠理开泄不及，应该暂时停食发物，适度增强运动、保暖等措施，待到腠理开泄适度，便可以继续吃发物。从这个角度讲，吃“发物”后皮损的变化成为了简单的、可否吃“发物”的指征。

腠理开泄不及的问题在夏季则很少出现，这也正是很多寻常型银屑病患者在夏季可以自动减轻的原因。夏季服食“发物”后，会以增强散热程序为主导，很容易“发”之使“开”，故冬季加重的寻常型银屑病患者夏季不存在忌食和慎食“发物”的问题。这部分患者在夏季服食“发物”，恰可起到“冬病夏治”的作用。

刘河间有一段话“夫辛甘热药，皆能发散者，以力强开冲也。然发之不开者，病热转加也。”如果改写一下则很适用于“发物”之于银屑病的作用描述：“发物，力在加热而发散。发之能开者，其热自散，腠理自通达；发之不开者，内热转加，腠理闭结转甚。”

冬季“发”之不易开，故银屑病患者在冬季“发物”需慎用。

“发物”是银屑病治疗的“试金石”

——银屑病治疗策略漫谈

治病如下棋，须走一步看三步或者更多，能看得越远的越是高手。对症施方者与临证老到的医生在某些阶段的治疗措施可能是大致一样的，其高下之分在前者只知如何让当下症状缓解，而后者能想到如何在当下缓解的前提下走好下一步，如何按部就班地展开战略部署，如何向目标推进，如何达到最终的目标，如何在某些突发的、不利的情况下战略防御甚至战略撤退。二者的区别在于是否有全局观念，是否知道最终目的地在什么地方。前者更准确说只能叫医匠，算不得医生。

门纯德曾治疗一例56岁的冠心病患者，“心痛”急性发作，初诊时颜面青黑，额汗如珠，手臂冰冷至腕，意识模糊，脉搏几无。辨为心阳衰微，治以通脉四逆汤回阳救逆：附子三钱（生制各半）、干姜三钱、炙甘草二钱、葱白九根。服药约四十分钟后，患者眼神转活，头汗减少。治疗了一个多月后，心痛危象已除，胸闷、短气等胸痹之症彰显，治以瓜蒌薤白半夏汤（白酒作引子）通胸阳、散痰结、除胸痹。治疗一个月后，复以通阳行痹、活血化瘀的方药为他调治数月而告愈。此患者治疗的策略是：第一步振奋心阳，解决心阳衰微之危；第二步宣通胸阳、行气散结，解决胸痹；第三步活血化瘀，解决心脉瘀滞。在胸前区“不通则痛”的情况下，最直接的治法是活血化瘀，但门老明言：“心阳衰微时，用活血化瘀则无济于事……急者应扶其阳，先振奋阳气……”（详见《门纯德中医临证要录》）对于冠心病，最终的治疗目标是“通”，但不能直接去通，需要做好通以前的各项准备工作，准备工作越详细、越周密，通的工作越容易做。只有阴阳气血的功能都准备到位，才可能通而告愈，才可能愈而很少复发。

对于疑难重症冠心病，可以说“通”以前的准备工作才是治疗的重点和难点，到了可以去直接“通”的时候，治疗已经变得相对简单。简单的、初发的冠心病直接用通也可取得不错的效果，但是没有全局观念，会为复发埋下隐患。即使是正确策略的治疗也有可能会复发，但同样是复发，是越复发越轻，一次比一次容易治，还是相反，也是治疗高下之分的鉴别点。

笔者学友山西中医学院第二中医院高建忠曾会诊一例反流性食管炎患者，年事较高，泛酸嗳气，呃逆，食管部有烧灼感，劳累后加重，中西医治疗数年疗效不稳定。高建忠开出四个方子，第一方为旋覆花代赭石汤；第二方为半夏泻心汤；第三方为六君子汤；第四方为四君子汤。治疗的策略是：第一步降逆和胃，解决浊阴上逆之急；第二步治胃为主，恢复中焦升降为旨；第三步从治胃向健脾过渡，治疗落脚到后天之本；第四步益气健脾，药性平和，可久服，巩固疗效。从年龄来分辨治疗大法，小儿重在“拨”，不可过药；青年人重在“治”，以平为期；老人重在“补”，脾土健，可延年。此例患者以虚为主，劳累后加重亦可佐证其虚，但是治疗不能蛮补。如果不疏通供给的通路，则进补的后果只会是“虚不受补”。治分四步，先治胃，胃腑以通为补；胃复和降，再治脾；到了可以安心补脾的第四步，治疗就进入了坦途。

对于多数老年病，可以说“补”以前的准备工作才是治疗的重点和难点，到了可以坦然去“补”而不会出现其他问题的时候，治疗已经变得相对简单。既巩固治疗效果，又可保健延年，以平正之剂补脾收功可谓最佳目标。此目标之得来需要抽丝剥茧，突破层层障碍，非胸怀全局者难有此策略。

银屑病治疗的策略比起前述病例来要复杂得多，但总不离“汗而发之”之旨。《内经》提示的实质是因势利导、就近“给邪以出路”的大法。正常的“汗”是治疗的最终目标、治愈的标志和治疗各个阶段的参照；而“发”是治疗的大方向。皮表之疾，向外疏散是最近的祛邪之路，不可舍近求远，甚至迷失了正确的治疗方向。“发物”以“发”命名，或者直接有疏散外邪之功，或者间接有助热外达之力。拒绝“发物”、禁忌“发物”即是拒绝因势利导、就近祛邪的大法，是违背《内经》的宗旨的。但不拒绝“发物”不是滥用、乱吃“发物”，而是合理地使用，用之有时、用之有度、用之有效。

“发物”对于银屑病的治疗，好比前述冠心病治疗中的活血剂，好比老年病治疗当中的四君子汤，使用中出现问题，不应该成为禁忌的理由，不可以因噎废食，而是应该反思使用的时机与度。可以说“发物”的使用是银屑病治疗到达最终目标必须经过的一关。

不论初发的，还是顽固的银屑病，饮食“发物”不应该被视为导火索，而应该当作质检仪。如果治疗成功，是不应该忌食“发物”的；忌食“发物”而皮肤的问题无力通过“发”散的正确通道解决——出现皮损，不仅不能当作治疗成功的标志，很多时候“以人为本”来讲，是加重而不是减轻。忌食“发物”而不出现皮损最多可以算作治疗的阶段性成果。

对于银屑病，“发”以前的准备工作才是治疗的重点和难点（饮食“发物”是“发”的正确治疗方向的具体措施），到了可以去放胆“发”的时候，治疗已经变得相对简单。

初发之银屑病多轻浅，需急急以发之（此处之“发”理解为散邪更少歧义）。用药应尽量单纯。即使有兼夹证——如湿热、寒湿、热毒，亦不可忽略银屑病的病变本质为肌表郁闭。用方可在麻黄汤、麻黄加术汤、麻杏苡甘汤、大青龙汤、桂枝汤、防己黄芪汤、银翘散（银翘散要注意遵从原方的用法）、六一散、三仁汤、藿香正气散、四味羌活汤、升降散等方剂中斟酌，务使无汗者得汗，汗多者少汗，"遍身"、"微汗"始佳。需要注意的是，初发之银屑病，特别是没有经过治疗者，多呈点滴状，一般不需要忌食"发物"。

久治不愈的银屑病病情复杂，多以湿和虚为主。湿又分湿热和寒湿；内湿和外湿。虚又分阴虚、阳虚、气虚、血虚等。湿和虚两者多不可以直接以"发"为大法。从策略上需要强调耐心，只有耐心才可以为"发"做好充分的准备。湿性缠绵，外湿切忌大汗，内湿多需立足脾胃、稳扎稳打。治湿需要耐心，热之过急邪难外达易蒸湿，成湿热弥漫之势，会使症状加重；以苦寒治疗湿热不仅要中病即止，也要注意不可过急，过急则易致凝涩气机、使胶遏之邪气更难外达，使"湿"变得更为顽固。治虚更需要耐心，如阳虚的患者，需要急温之的很少，而需要服从"少火生气、壮火食气"治疗原则的却很多。对于慢性病程银屑病之阳虚者，急温之不仅达不到阳复的目的，反而会伤阴，使病情更为复杂。慢性银屑病患者治疗初期用药虽多不以"发"为大法，但却仍然以"汗"为参照，笔者以天地之雨作比来说明综合治疗的目标："汗如春雨洒润透，夏雨淋漓仅湿皮"。

慢性银屑病患者"发物"是否可用，不可一概而论，简单的原则是不盲目忌食，也不随意滥用；吃的时候明显加重，则暂停，过一段还可以试用，如果不加重则谨慎使用。对于久治不愈的银屑病患者在治疗策略上需要强调的一点是，最终的治疗目标是肌肤恢复正常状态，"发物"是一定可以吃的。不能"发"的治疗结果是不可靠的，在皮的邪气都要通过"发"来及时清除。指望没有邪气积聚是不现实的，而建立处理、疏散邪气的正常程序却是现实的，日常的"表邪"需要日常饮食"发物"来疏散，不让吃"发物"只能说明治疗的目标远未达到。"不撤姜食"，《论语》中孔子为正常人吃"发物"作出了很好的榜样。

酒与汗

仙方活命饮、五味消毒饮、神效托里散、透脓散、代刀散、托里透脓汤、中和汤、犀黄丸、醒消丸、蟾酥丸、小金丹、四神煎、七星剑等这些外科名方煎服法中都提到了酒，并且有些方后注中还明确写到了“热酒……取汗”、“被盖出汗为度”、“醉盖取汗”。酒、热、汗之间是有直接关系的。外科疾患从表解当为捷径，解表多以得汗为标志，热酒可助“通经之结，行血之滞”，这就是许多传世外科名方中用酒的意义。

五版《方剂学》教材中讲连翘败毒散时，言其主治为“伤寒汗下不彻”引起的“邪结耳下硬肿，名曰发颐”。如果汗下可以“彻”的话是否一些外科疾病就无从产生了呢？如果这样认识，对于外科疾病的治疗就走到了“治未病”的境界。很多外科疾病的前驱都是表证，如果在表给予恰当的治疗的话，就不会有“汗下不彻”产生的疾病后果了。相对于下法来讲，汗法与外科疾病关系更加密切。

用酒的方法和取汗的标志目前中医外科界没有给予足够的重视，医者更容易关注银花、连翘之类与西方医学“消炎”吻合的药物，而对于这些药物使用的方法、得效的标志等体现中医思维的细节却不太重视。《王绵之方剂学讲稿》一书在讲银花时这样提醒：“银花……与黄芪一起用，出汗更明显，所以它就是透毒的，把病邪透出来。银花有个发汗解表的作用……”；“银花……在用于痈疽肿毒时宜大量，也能发汗透毒。疔疮的毒比较厉害，所以要清而透，量要大。用酒煎服就是助它的药力，因为它要通经脉，把气血疏通开，用酒助药势更好地活血脉。”

用酒的目的在通——通经脉、通气血，这也是治疗可以获得长效的保障。传统的中医外科即使使用清热解毒药物的时候也会注意其配伍方法，注意轻煎饭后服，注意其用酒煎或者用热酒送服，注意其取效的标志为汗，就是这些细节在银花等药物的使用上刻上了中医的烙印，起到不仅治标，同时护本的效果。如果忽略了这些，只剩下天然药物的使用，还能算中医吗？

“药以胜病”治银屑病

近代临床大家张锡纯明确提出：“用药以胜病为主，不拘分量之多少”；“用药之道，贵因时、因地、因人活泼斟酌，以胜病为主，不必拘于成见也。”笔者临证应用三种递增方药剂量之法，以“药以胜病”思路治疗银屑病取得满意疗效，以下举例说明。

成某，男，13岁。病史5年，现皮损以头顶、四肢为主，呈斑块状。初发于春季，久经治疗，效果不显。2010年夏季停所有口服药，以“广汗法”锻炼。2010年12月26日始，先后服用越婢汤、四物汤、温经汤、防风通圣丸、升降散等方，除过年期间停药三十余日外一直坚持服用中药，辅以中药外洗。全身状况改善，皮肤变润，出汗变匀、变易，素有鼻塞基本已通，口干唇干大为减轻，但四肢斑块状皮损变化不显。2011年3月6日诊，舌质淡，舌下暗略青，皮损为斑块状，小腿为重。处方以桂枝茯苓丸方为主：桂枝10克，茯苓10克，赤芍10克，丹皮10克，桃仁5克，麻黄3克，威灵仙6克，白茅根15克，生地10克。嘱沸后煎5分钟，取100毫升药液，沸后继续煎60分钟取300毫升，混匀，分温饭后再服。嘱服完1剂，若无睡眠差、上火、腹痛泄泻等则每日递增1剂。2011年3月12日：上方已经加至6剂，上肢皮损明显变薄，皮损周围出现环状白色正常皮肤，小腿有新起较多点状皮损。舌下变红润，苔薄白腻，舌尖略红，舌质仍略暗，仅有偶尔入睡差。上方去生地，桃仁减为3克，麻黄减为2克，嘱继续递增，可两三日递增1剂，若上火则减量。2011年3月14日因喉咙疼痛，由日6剂减为5剂。2011年3月20日：已经加为日8剂，出汗明显变匀，上肢皮损边缘回缩明显。舌质明显变红，舌下略暗，大便偏稀，日2次，睡眠无碍。桃仁减为2克1剂，继续递增，2日递增1剂。2011年3月27日：已经加为1日10剂，舌下淡红，无瘀，皮损明显变薄、回缩。处方：麻黄9克，桂枝60克，赤芍30克，白芍30克，炒甘草15克，大枣12枚，生姜14片，每日1剂，每剂生姜递增28片。2011年4

月 10 日：四肢皮损明显减退，停服汤剂，改用生姜、红糖或枣煎水，送服少量鸡内金粉，“微者调之”善后。

《伤寒论》中有关“药以胜病”增剂量的描述有“促其间”、“不……更服”、“不知，稍加”、“不知，加至……”、“未……益至”、“渐加，以知为度”等，但同时也有“不可一日再服”、“得……止后服”、“中病便止，不必尽剂”等避免中毒、注意安全等“药已胜病”后的表述。笔者将这些原则具体为“增量三法”，分别为：药引加量，单药加量，整方递加。三种方法可配合使用。药引加量指方药剂量不变，逐渐增加“引子”。如使用麻桂各半汤时，递增生姜的剂量，其优势在于引子多属平常饮食之物，增加其量时，不会产生恐惧心理，也为其他增量方法起到“预演”作用，打好基础后，其他加量方法更易被接受。本法中另一个经常用到的引子是温酒，生姜日用量可加到 2000 克以上，温酒最多有患者喝到每顿 6 两。单药加量指方中某单味药的递增。以麻黄为例：如果以 3 克为基础量每日递加 3 克，则第 7 日可以加到 21 克。具体使用时，嘱患者把数剂的麻黄都放到一起，均匀分成若干份，从一份开始熬起，每剂加 1 包。单药加量法桂枝加到过日用量 300 克，麻黄加到过近 100 克，无意外发生。整方递加在汤药指每日增加 1 剂，数剂同煎；在丸药指每日或每次加量。如前述病例中汤剂加到 1 日 10 剂；丸药如桂枝茯苓丸、大黄䗪虫丸、逍遥丸等可加至单次服用 10 丸以上。需特别注意的是，加量一定要以安全为前提，以知为度、得效则止；如有特殊情况，需马上停用药物，与医者联络。

“药以胜病”不能理解为只是不断增加剂量、峻药猛投、攻邪愈病之法，它还包含了胜病即可，“轻以去实”，勿“药过病所”等含义在内。后者是喜用重剂者必须要引起注意的。有学者认为：某些医者对于急难重症取效颇佳，而对于日常小病和重症的善后却乏术可陈的原因，就在于理解了药以胜病中霸道攻邪的原则，而忽略了王道治人的原则。

《温热求新》一书中将霸道攻邪和王道治人的原则，升华为“攻击性治疗和顺应性调节”。“攻击性治疗”如将，要断其一指，使邪速溃，迅速扭转战局；“顺应性调节”如相，面面俱到，“微者调之”，给人体自身组织、自身调节能力以不断锻炼、完善的空间。只有这样才能最终实现“以人为本”的治疗目标，使疾病由以医者为主的治疗，顺利过渡到以患者为主的自疗，从原则上保证了疾病治愈和不再复发的可操作性。

“药以胜病”，其要在于“因时、因地、因人，活泼斟酌”，此原则适用于所有疾病的治疗。

银屑病难治因药邪

药邪，即药误用而变为邪。

药本治病之用，“良医以活人”，而庸医以之误人、害人，致使救人之药变为害人之邪。药之为邪，非药之过，乃医之错。有谚云“物无喜恶，过则为灾”，正可说明药之无辜和医之责任。

《儒门事亲・十形三疗・痿》中记载：“宛丘营军校三人，皆病痿，积年不瘥。腰以下肿痛不举，遍身疮赤，两目昏暗，唇干舌燥，求疗于戴人，戴人欲投泻剂，二人不从，为他医温补之药所惑，皆死。其同疾有宋子玉者，俄省曰：彼已热死，我其改之。敬邀戴人，戴人曰：公之疾，服热药久矣，先去其药邪，然后及病邪，可下三百行。”攻邪大家张子和在此强调了“药邪”，将其与内因、外因、不内外因导致的病邪并列起来，为用药误治导致疾病加重的这类特别的致病因素起到了正名的作用。

如今社会，药邪为害越来越重，不仅化学药物如此（现代医学体系中，终生服药之病何其多，正如国医大师陆广莘先生讲的：现代医学宣传的是对疾病的恐惧和对药物的依赖。如此，药邪之害难止），其他物理治疗、天然药物也因为不恰当地应用而纷纷步其后尘（笔者认为，广义的药应该包括物理治疗，也就是说物理治疗也有其“药”性）。《儒门事亲》中讲的药邪是因“服热药久”而致。而在笔者治疗银屑病的实践中更多见到的是误用寒凉药物（包括化学药物中的消炎药）导致的药邪。这与目前多数医者遵从前辈观点，认为此病属“血热”、“炎症”有关。殊不知时过境迁，自然环境、医疗常规、生活习惯等的变化均可带来疾病症候谱的改变。临证切不可拘泥于刻板、简单的证候分型，“活泼的”，随机应变才可应对万千变化的病与人。

“寻常型银屑病是一种常见的慢性炎症性皮肤病，易反复发作，且难以彻底治愈。”这是我们在书刊中经常可以见到的表述，医者多以此为据为自己不恰当的治疗寻找借口。笔者治疗历经中西医久治不愈的患者多需3～6个月，更有甚者需要一至数年；而治疗初发、药邪尚浅的银屑病患者，多仅需1月即可显效，甚至临床治愈。

本书验案分析中《先解太阳，后散郁结，胁下之病少阳经》所录病例服用中药汤剂仅7天即获佳效，可知：银屑病难治多因药邪之害。

银屑病中医“心”疗法

1. 背景

《内经》云“心藏神”，又云“心者，君主之官也，神明出焉。”这里的心明显超越了解剖学的心脏实体，为功能概念。这里的神狭义地讲是指人的精神意识思维情感等活动。“心主神志”作为中医学的特征学说，跨越数千年，直接影响到现代人的思维。专门研究人的精神意识思维活动的学科，现代人称之为“心理学”。

20世纪40年代始，世界范围内兴起的心身医学，是研究精神（心）和躯体（身）的相互关系的一个医学科学分支。心身疾病是指心理—社会因素在疾病的发生、发展、诊断、治疗、转归和预防等全过程中起主导作用的一类躯体疾病。银屑病是典型的心身疾病，患者的个性、情感、紧张、烦恼、忧虑等心理因素及对社会环境的不适应，是银屑病发病和加重的重要因素。已经有越来越多的有识之士认识到单纯药物治疗银屑病是行不通的。

以心身医学为契机，西医学开始与他们原先信奉的“人是机器”的理念诀别；而中医学开始从西医学的猛烈冲击中清醒过来，重新用景仰的态度对待古圣先贤留下的不朽言论，如“精神内守，病安从来”、“阴平阳秘，精神乃治”、“形与神俱，而尽终其天年”、“得神者昌，失神者亡”、“粗守形，上守神”等等。

中医学虽然没有“中医心理学”、“中医心身医学”之名，但是数千年的中医学的理论和实践都昭示着“心身”并重的事实。在心理学本土化成为现代心理学发展潮流的时候，炎黄子孙应该欣喜于祖先留给我们博大精深的智慧，这些闪光的思想对于一些疑难病的治疗意义极为重大。下面谈谈银屑病中医“心”疗法的意义和方法。

2. 意义

《素问·汤液醪醴论》曰：“……功不立者何？岐伯曰：神不使也。”对于“神不使”，明代著名医家张景岳解释道“攻邪在乎针药，行药在乎神气。故施治于外，则神应于中，使之升则升，使之降则降，是其神之可使也。”这里强调了神气的重要性，“针药”攻邪只是“施治于外”，没有“神应于中”“行药”的话，“针药”是无法取效的。也就是说，药开得再正确，如果没有患者神气的配合，便不会有好效果，《内经》原文叫“功不立”。

对于这句话有深刻的认识是在一个失败的教训之后。7 年前，一个 23 岁的女性银屑病患者王某，初服中药 3 月之内，运用常规解肌开腠、疏通气血的方法效果很好。一次短暂的外出之后，温顺的患者神情多了几分忧郁，她自己的解释是外出累了，喝水少了。从那以后，效果一直不好，效果的不好又加重了她的焦虑。她属于内向型，就诊时非常配合。她是本院一位同事的侄女，我几乎是绞尽脑汁给她看的。她一共吃中药 6 个月差 10 天，最终以失败告终。对于那次刻骨铭心的失败，我一直耿耿于怀。在后来与她姑姑的谈话中，我知道了那次短暂外出的真相：她当年大学毕业，家人希望给她安置回家乡，而在上学的省城有一个相恋多年的对象，希望她可以留在省城，最初治疗的 3 个月，对象不在省城，她心境相对平和，那次外出是去省城与对象约会，激化了她心中的矛盾……

清代新安名医程杏轩谓：“盖病关情志，是以草木无灵。”

从那以后，笔者越来越明白，医生的作用在于扶持、鼓舞、顺应患者体内的“神气”，只能居于治疗中的从属地位。没有患者的“神应于中”，再如何绞尽脑汁使用“针药”，结果也只能是“功不立”。患者自身的“神气”才是治疗中的主角。《内经》云“病为本，工为标”即是此意。对于急性病、小病来讲可能医生的作用更大些，而对于如银屑病这样的大病、系统病来讲，离开患者自身的“神气”谈治疗，只能是隔靴搔痒。

“神气”与躯体的功能状态，即“形”肯定是有关的。但与心理状态及对于社会环境的适应关系更大。《内经》云：“嗜欲无穷，而忧患不止……神去之而病不愈也。”

3. 方法

（1）语言疏导法——“详告以病所由来……使之心悦诚服”

清代医家吴鞠通在《医医病书》中说：“……详告以病之所由也，使病人知之而不敢再犯；又必……婉言以开导之，庄言以震惊之，危言以悚惧之，必使之心悦诚服，而后可以奏效如神，于一生得力于此。”这是中医的认知疗法和行为纠正疗法。

笔者对于银屑病患者的首诊不是急于开药，而是对于患者的生活习惯及其生存状态作出分析，告诉他们身体受到寒湿的侵犯无法疏泄，和情志过激不能及时疏泄都是银屑病的罪魁，这样患者很快就认同了“病从哪儿来”。进而引导患者自己得出“病从哪里去”，进而“痛改前非”。“使病人知之而不敢再犯”不仅是治疗中，医患齐心协力的前提，更是临床治愈之后不再复发的保障。

（2）小组治疗——集体和榜样的力量

笔者采用小组心理治疗是受何裕民教授“圆桌治疗”的启发，在实施过程中发现其好处有三：一是搭建了心理互助治疗的平台。多数患者得病后觉得委屈、压抑、恐惧，见到很多和自己“同病”的人，会减少心理上的“无助感”。如洪昭光教授所说“大家一起聊聊天，说说话，心里什么难受，尽管说出来，互相鼓励鼓励，这么个小组疗法一来，大家心理很好。”二是教学相长，利于医患取得共识。针对银屑病核心病机，笔者提出了“温通发散”的治疗大法，与流行的治疗思路截然不同。如果患者没有深入地了解，绝对不会配合。经过小组治疗，“银屑病是皮肤功能障碍的一种表现，温通发散可以恢复皮肤的正常功能，治愈银屑病”的共识很快形成。三是每组中都会有一些得病时间短、身体素质好的患者先好起来，有了眼前的榜样，会让其他的患者信心大增。

（3）树立信心——“未有逆而能治之也……皆欲顺其志也”

这个类似于现代心理学的信念疗法。通俗讲就是日常生活中讲的“赏识”与“鼓励”，让患者充满信心。

《灵枢·师传篇》云：“语之以其善，导之以其所便。”就是说在肯定患者正确的习惯、观念的同时提出他的错误，才容易被接受。用适宜的患者方便坚持的行为习惯引导他们，才能产生效果。

这个对于经历了较多失败治疗的患者，尤其有意义。

对于并不是完全认同笔者治疗理论的患者，笔者的策略是暂时不治。医者在患者心目中不能建立起起码的威信，就等于在治疗之前就注定了失败。除非医者有短期让患者明显见效的把握。对于银屑病这样的大病，短期见效可能会不利于后续的治疗，所以笔者不会选择这些速效的方法。而是选择让患者自我反省两周左右，如果能认同笔者的理论，则开始治疗。如果不能完全认同，则等到能认同的时候才开始。

这样才可以保证患者小组整体的信心，是小组集体“顺”利取效的前提。

以上是笔者银屑病中医“心”疗法的经验之谈，这个新兴治疗方法中还应该有心神与志意辩证的关系、心神的中药调治等理论内容，希望有识者补充这部分内容。

治疗银屑病当知“祝由”

银屑病是典型的心身疾病。患者的个性、情感、紧张、烦恼、忧虑等心理因素，及与社会环境的不协调，都会对该病的发生、发展、治疗、转归和预后等过程起着相当重要的作用。临床实践证明，对于一些患者，单纯药物治疗很难奏效。《素问·汤液醪醴论》以一句“嗜欲无穷，而忧患不止……神去之而病不愈也”准确地概括了这类患者的身心状态。

银屑病患者如果单纯求诊于心理医生，则无法兼顾其皮损；而单纯求诊于皮肤科医生，却又不能更多地解决其精神问题。什么治疗方法可心身兼顾呢？答案是中医方法，并且需首重“祝由”。

心身在中医学中称为形神。形神问题肇端于中国古代哲学，伴随着中医学的发展，日渐充实和完善，成为中医学中的一个根本问题。《素问·上古天真论》强调“形与神俱”；张介宾《类经·针刺类》中指出“无神则形不可活”；《灵枢·天年》曰“失神者死，得神者生”；《素问·疏五过论》云“精神内伤，身必败亡”。这些无不昭示着中医学对于神的重视，从而形成了较为系统的中医心身合一学说。

中医是心身合一的医学，但有很多临床医生只重方药治形，而轻心疗治神。这对于如银屑病之类的复杂疾病是行不通的，本文重在谈中医心疗——祝由。

祝由首见于《素问·移精变气论》。王冰解释其为“祝说病由”，即告知病的来由。而张介宾修正为：“祝，咒同。”提示祝由还应包括祈祷神灵等手段。祝由为中医心理治疗，是把祈祷和诠释病因相结合的精神治疗方法。具体为借患者尊敬仰慕的心理给予其积极的心理暗示，激发病人的正气；调节患者精神情志的关注点，转移其注意力，起到放松其身心、改变其气血紊乱状态的作用。当然，祝由疗法行使是有条件的，患者必须对医生有绝对的信赖，若有怀疑，则会令患者“神不使”。不仅心理治疗失败，还会引起患者对医生方药的怀疑。因此需要医生日常做到“诊有大方，坐起有常，出入有行，以转神明，必清必静”（《素问·方盛衰论》），如果不能营造良好的心理气氛，利用良性暗示，使病者有所“感应”，并且使之放松、产生乐观情绪，唤醒其潜在的自愈能力，祝由就是失败的。

如何能做好祝由呢？关键在冷静、耐心、顺应患者的心愿。《灵枢·本神》强调：“察观病人之态，以知精神魂魄之存亡，得失之意。”《灵枢·师传》曰：“未有逆而能治之也，夫惟顺而已矣。”《素问·移精变气论》曰：“闭户塞牖，系之病者，数问其情，以从其意。”不冷静则不能给患者信心；不耐心则患者不会安心；不顺应则患者不会依从。这方面冉雪峰先生给我们提供了范例：1920年，安徽省省长之母高烧不退，请了诸多名医（包括日本大夫、德国博士）诊治都不见效，后闻冉先生是六代祖传世医，遂延请之。开方用药均为极普通而价廉之品，但在处方后注明：上好野山参一两，煅为白灰作药引。药后病除，众人请教，原来老太太偶尔感冒发烧，小题大做，众药杂投，久治不愈。只价廉小方即可治愈，但这位省长母亲吃惯贵重药品，怎会相信小方？于是加上大剂量之野山参以安其心，但其证不能用参，故将其烧成灰。冉先生采取廉药对证，贵药“治心”，可谓深知“祝由”者也。

笔者治疗银屑病，处方之前，都会先介绍临证治验以安患者之心，然后“详告以病所由来”，再“语之以其善，导之以其所便”，反复叮嘱患者自我治疗的原理及细节，多获事半功倍之效。其效不仅在于方药，亦赖祝由之法。笔者总结祝由之心得为：①营造良好氛围；②指明病之来路；③展望病之去路。

银屑病治验举隅

寒湿难解，郁热发斑，顺势外散赖麻黄

乔某，男，19岁，高三学生。银屑病病史10年，急性爆发，以麻黄类方为主治疗收效满意。

2009年4月25日初诊。因慢性银屑病急性泛发2月余求诊。刻下症见：四肢厥逆，皮损多为绿豆至黄豆大小，数目多而遍布全身，头面、躯干、四肢、手足均有，色红，鳞屑较多。很少出汗。左脉缓滑，右脉细弱，舌苔白腻略厚。治以麻桂各半汤加味：麻黄6克，桂枝6克，杏仁6克，甘草6克，白芍9克，僵蚕6克，蝉衣6克，小蓟30克，槐花10克，苍术6克，苍耳子10克，白鲜皮15克，大黄6克，生石膏15克，4剂。生姜7片、大枣3枚、大米10粒为引。嘱禁忌生冷饮食，多穿、多晒，低强度长时间运动，药须温服，服药后温覆以得微汗。

二诊：4日后胸部已得微汗少许，继服上方。

三诊：5月13日，自觉汗出部位增多，汗出处皮损明显好转。因面部出汗少，舌苔白腻甚，舌下暗，左脉细，右脉浮弱，治疗方案为先用处方一麻杏苡甘汤加味去除湿邪为主，腻苔变薄后用处方二越鞠丸方加减散郁补气阴。处方一：麻黄10克，桂枝9克，杏仁6克，甘草5克，薏苡仁15克，僵蚕6克，蝉衣6克，小蓟30克，槐花10克，苍术6克，滑石30克，蒲公英15克，荆芥10克，防风10克，白蔻仁6克，半夏曲9

克，羌活 6 克，石菖蒲 6 克，姜黄 6 克，大黄 5 克，炒白术 6 克，藿香 6 克（后下），焦三仙各 15 克。处方二：川芎 15 克，苍术 9 克，神曲 30 克，栀子 10 克，淡豆豉 10 克，麻黄 6 克，连翘 10 克，炒山楂 10 克，茯苓 10 克，半夏 10 克，炒莱菔子 10 克，陈皮 6 克，黄芪 30 克，黄精 30 克，益母草 30 克，苏叶 6 克（后下）。因笔者出差，换药时机由笔者告知患者自行掌握。复诊时间及，处方一吃 3 剂后换方。

四诊：5 月 23 日，身上皮损明显变薄，瘙痒明显，面部发红。双手脉缓弱，舌苔变薄，舌下红润。改方为：麻黄 6 克，羌活 3 克，白蒺藜 15 克，荆芥 6 克，川芎 15 克，苍术 9 克，神曲 30 克，栀子 10 克，淡豆豉 10 克，连翘 10 克，炒山楂 10 克，茯苓 10 克，半夏 10 克，莱菔子 10 克，陈皮 6 克，黄芪 30 克，黄精 30 克，益母草 30 克，白茅根 30 克。

五诊：6 月 20 日，左脉细弦，右脉缓滑，苔腻。身上皮肤已不干，苔腻，故于前方中去黄芪、黄精、白茅根。为加强温燥体内湿邪的力量，加入草果 5 克、干姜 12 克。

六诊：7 月 1 日，双手脉细弱，苔腻减，不上火，出汗不彻。考虑脉弱为暑湿阻滞导致，遂于方中加入香附 6 克、厚朴 6 克、陈皮 6 克加强理气化湿之功。汗出不彻故另加生姜 7 片作药引，嘱如不上火，则每日逐加 7 片。

七诊：7 月 8 日，生姜加至 49 片，服药则汗，微有牙痛，生姜维持在 49 片。

八诊：7 月 15 日，出汗较多，在 49 片生姜基础上，加入温白酒 1 两，药后服用为引。

九诊：7 月 29 日，出汗均匀，皮损大部分消失，嘱 1 周后停药。

停药后继续每日饮温白酒 3 两，坚持多晒、多动、多穿、多吃辛味温热食物，自疗巩固。停药后持续好转，两月后皮损全部消失，随访至今体健。

【按】

本案取效的关键在于理法。

治疗的时间为春夏，大法春夏宜顺应自然而发散，故汗法治疗为顺。

所治患者为服用寒凉药物、输液数月，越用药越觉得“口渴”，饮数暖水瓶水不解渴的19岁少年。年少实邪居多，皮损红考虑为热。用寒凉药不解，有两种可能性：一为病重药轻，一为治疗方向有问题。具体到本例，结合无汗，身热而斑疹遍身，考虑为郁热于里，本当顺势外散，表开热解，而前医只知见热当清，不知郁热当“发”的道理，越用寒凉表越闭，表越闭郁热越重，患者自身有自愈之能力，以“斑疹”解郁热。可以说斑疹越散，说明机体自愈能力越强，本患者即为斑疹遍身之自愈能力强者，此时发散即为正着。汗求遍身，而此时“白汗”（即银屑病）散发而遍身，故易治。

此案用药杂乱，有“有药无方”之嫌。惟疗效真实，故不揣浅陋，录之于笔，为后来者鉴。用药除了麻黄的使用外，本案需要注意的地方有针对舌苔白腻越鞠丸（中含苍术）方的使用；针对皮肤干燥黄芪、黄精的使用；针对郁热疏散未及治标之凉血清热药白茅根、生石膏等药的使用。

本例患者的治疗中，用药一直以辛温为主，少佐寒凉、滋腻，以“汗出而解”为目的，不仅取得短期临床治愈，并且愈后至今体健未反复是可以称道的地方。方药使用的正确是得效的一个原因，而治疗中使用的大量生姜、温白酒等辛味温热食物笔者认为是更重要的一方面，不仅在治疗时可助药力，而且在药物治疗结束后单独使用，可以起到食疗巩固的作用。

孙思邈《千金要方》中第二十六卷为“食治”专篇，强调“夫为医者，当须先洞晓病源，知其所犯，以食制之”，其实不仅食物有治疗作用，日晒、运动、穿衣等都有针对“病源”的治疗作用。笔者在患者临床治愈后强调食疗，利用食物的偏性调整患者体质，与强调日光浴、适度运动、穿衣求暖一起合称为“四多”，为愈后不再复发提供了有力保障，恰合《内经》“治未病”之旨。

夏亦无汗，温暖三焦，五苓理中桂枝汤

闫某，女，39岁。铁路职工，2008年春节后开始治疗，治疗半年余，到9月已经大有起色。

2008年2月14日初诊，有银屑病病史十余年，初始有冬重夏轻规律，反复治疗后规律已不显。刻下皮损以小腿和前臂为多，皮损肥厚、色暗、浸润明显。平时汗出不畅，夏天出汗亦少，大便不畅，月经量少，左脉细，右脉略浮，舌质淡红，舌下瘀点。治以麻黄6克，桂枝12克，赤芍24克，甘草10克，鸡血藤30，白僵蚕6克，蝉衣6克，大黄6克，姜黄6克，益母草30克，薄荷6克，柴胡6克，7剂，以服药后遍身出微汗1个小时为目标。并嘱咐其忌食寒凉，多晒、多动、多食热性食物。服药已，大便畅，出汗略好，继以此方为基础加减治疗，曾据症加入理中丸、五苓散及暖肝煎方等。

至4月28日，每天上半身可微汗约1小时，月经量增多，下午腹胀等宿疾已去。处方以麻黄6克，桂枝60克，白芍60克，甘草30克，生姜约200克，大枣12枚，7剂，继续强调避寒就温等注意事项。

至6月5日上肢皮损全部消退，小腿亦开始出汗，平素饮水即欲小便、口干、咽痛等状况亦改善，再处方时增加麻黄、桂枝量，加入炒白术、茯苓、桔梗、肉桂、降香、乌药，增加暖下畅中宣上之力。天气已热，嘱生姜量自己调整，以微汗为度。

至9月，诸症均好，小腿少许皮损有消退之势，亦有汗意，停服中药，开中成药善后。2009年7月随访，上次药后皮损消失，至今已近一年情况良好。嘱咐其注意避寒就温，措施到位，可望不再复发。至此十余年顽疾，暂告痊愈。

【按】

银屑病发病原因复杂，对于该病的治疗方法和患者的饮食、生活禁忌等存在很多争议。笔者从大量银屑病治疗的实例出发，认为多数银屑病患者，治疗应该用温法。

在治疗实践中，笔者总结出“四疗一体”的治疗规律。“四疗”指天疗、地疗、医疗、自疗。其中天疗指大多数银屑病患者病情存在着冬重夏轻的规律，我们可以理解为是夏季的天气等因素帮助这些银屑病患者减轻病情；地疗指银屑病患病率北方明显高于南方，并且有正在发病的患者，所处地理位置从北方移至南方的时候，病变减轻甚至痊愈的个例，地理环境可以对银屑病起到治疗作用；医疗是指医生的治疗；自疗是指银屑病患者自身的调整，包括着装、运动、心情、思维、饮食等等。“一体”指的是四疗的方向应该是一致的，既然天疗、地疗已经指明了治疗的大方向是温，医疗和自疗有什么理由不顺应这个治疗的大方向呢？

当前多数银屑病的核心病机应该归结为风寒外束，营阴郁滞，郁而为热。结合“四疗一体”提示的大法宜温，用药上重用麻黄、桂枝、生姜等药，自疗时“不忌发物”，配合用药之麻、桂、姜。方向一致，疗效满意。

当然，银屑病中还有一部分是夏季为重的和没有明显的季节规律的，银屑病患者中有一部分也确实有血热、气热和湿热的表现，不可一味用温。病机的深入分析是针对病的，而具体的治疗是针对某个得病的个体的，应以见症为主，当温则温、当凉则凉，不可胶柱鼓瑟。

初发速愈，以辛润之，麻黄加术汤原方

白某，女，30岁。治疗时间为夏天，是汗法使用的有利时机。患者素喜汗出，有明显原因导致无汗。这就是笔者所说的阳气不用，是功能暂时的失调，故见效很快，集中服用汤药12日就达到“邪去正安、气血通畅”的目的。

2010年6月28日初诊。素喜出汗，后开始在地下室工作，出汗减少，以至于无汗16个月。20日前全身开始出现散在红色斑点，上覆白色皮屑，诊断为银屑病。刻下瘙痒明显，皮肤干燥，双手脉细滑，舌苔薄白腻，舌下淡瘀。辨为腠理郁闭，郁热外发为斑疹，治以麻黄加术汤原方。处方：麻黄24克，桂枝16克，杏仁16克，炒甘草8克，苍术32克。5剂，嘱冷水泡药50分钟，大火熬开后，小火久煎90分钟，分温再服，服药后温覆，啜热稀粥，希望得全身微汗。另嘱：脱离地下室的工作环境，多晒、多动、适度多穿，务求微汗。

2010年7月3日二诊：基本不痒，皮肤干燥减轻，出汗较前多，皮屑减少，出现轻微心烦、口干。左脉细缓滑，右脉弦而弱，苔中根黄黏腻，舌下淡瘀。心烦为麻黄之副作用，遂上方按比例减少用量；苔黄、口干为轻微热象，热为郁所致，仍以开郁为主；脉弦为饮，饮为阴邪，加入细辛、制附子加强化饮之力；脉细、脉弱均为不足，提示攻邪要适度，切勿伤正。处方：麻黄12克，桂枝8克，杏仁8克，炒甘草4克，苍术16克，细辛3克，制附子6克。强调久煎150分钟，分温饭后服。嘱咐第一日服1剂无不适，可从第二日开始每日 2 剂。

2010 年 7 月 9 日三诊：精神好，出汗较多，瘙痒已无，皮损变薄、减少，双手脉缓滑，苔薄白腻，舌下文理欠清。嘱停药，加强食疗及自疗：①生姜 7 片（可以姜粉）、大枣 3 枚、红糖适量，每日微煎或开水冲服；②油炸大虾每日 1 斤；③适度运动，保证每日有连续的两小时；④鸡内金粉每日 3 克。

2010 年 12 月 26 日该患者介绍其他银屑病患者来诊，知其病愈、体健，仍谨遵医嘱。

【按】

银屑病皮损多数情况下是以干燥为主的，针对干燥和干燥引起来的大量白色脱屑，医者的本能是“燥者润之”，这属于内经中“正治”的范畴，但是不要忽略了“反治”，“以辛润之”便属于“反治”的范畴。

“以辛润之”语出《素问·至真要大论》。一般来讲，标以辛味的药多为解表药、行气药、活血药、化湿药、温里药等，其中如麻黄、桂枝、细辛、荆芥、薄荷、白芷、陈皮、木香、川芎、藿香、佩兰等解表、行气、活血之品多含有挥发油，有辛香之气。而温里、化湿药和某些补阳药标以辛者，则与其口尝有麻辣味有关。这些药物芳香燥烈，极容易让我们想到很多皮肤病患者畏之如蛇蝎的辛辣“发物”，言之能行、能散则容易理解，而言其“能润”则需要对于所治之燥的原因作深入的剖析。

《内经》原文中对“以辛润之”所作的解释为“开腠理，致津液，通气也”。方药中先生解释为：腠理指肌表；“致津液”指津液保持正常运行；“通气”，指阳气通畅。人体肌表为邪所束闭，阳气不能正常外散、郁而为热，形成外闭而燥。治疗上清郁热是重要的，但更重要的是解除表邪郁闭、使热邪能从外解，此即“给邪气以出路”。辛味的食物或药物具有解表发散作用，可以使热邪因发散而外解，热从外解则“里热自清，津液自调”而燥除。

还要注意的是方药中先生讲的“里热自清，津液自调”中的两个“自”字，很多时候治疗的作用是祛除加在人体上的“邪气”，邪气出路开通了，剩下的“致津液，通气”等恢复正常生理秩序的工作，以及疏散余邪的工作都是要交给人体的自愈能力来做的，这也就是《素问·五常政大论》中讲的“大毒治病，十去其六；常毒治病，十去其七；小毒治病，十去其八；无毒治病，十去其九。谷肉果菜，食养尽之，无使过之，伤其正也。不尽，行复如法”的内涵所在，与《伤寒论》中讲的“中病即止”同义。

具体到银屑病来讲，很多时候内热只是外邪郁闭肌表的原因导致的结果，治疗的核心应该在于解除原因，“开腠理”。笔者在治疗大量银屑病患者的实践中，运用“以辛润之”的原则，以“开腠理”和保持腠理的通畅为目的，不仅在急性期表闭为主时以辛散药物为主导，在慢性病程中阴血亏虚明显时也用小剂量的辛散药物配合对证方药治疗。对于患者的生活习惯调整，强调只要有汗就不忌“发物”，并且鼓励患者明确“发物”治病的机理，掌握其“度”放胆使用，不仅没有加重反而获得满意的治疗效果。

对于治疗原因和治疗结果以哪个为主的问题，《内经》的结论是“必伏其所主而先其所因”，不仅要看到结果，还要了解病变的原因，然后才可以把握病变的主要矛盾，针对主要矛盾“拨乱反正”。

本案以麻黄加术汤原方取效甚捷，足证“以辛润之”的实际临床价值。

充而通畅，血活水利，桂枝类方非发汗

《中医十大类方》(黄煌著)中桂枝类方包括24首方剂，主治各不相同，但或多或少都能看到桂枝汤证的影子。桂枝汤为“古代的补益剂”、“非发汗方”(《经方的魅力》)，“是针对皮肤干枯、舌淡，调理体质的方”，这些描述均提示桂枝类方中的很多方子具有改善皮肤干枯的作用。一些慢性银屑病患者皮损以干燥、脱屑为主，辨证选用桂枝类方治疗，多可获得很好效果。

1. 温经汤

温经汤“可以看作是桂枝汤的加味方”。吴茱萸3两、桂枝2两、生姜3两是方中温散之药，麦冬1升、阿胶2两(如果患者嫌阿胶煎煮麻烦或味道难喝，临证常可改为大枣12枚)、白芍2两是方中养阴之品，川芎、当归、丹皮各 2 两流畅血行，半夏半升、炙甘草 2 两、人参 2 两坐镇中宫，的确是一首组方更全面、兼顾表里的“桂枝汤”。日本很多医家将之用于皮肤病的治疗，证明其“对于皮肤营养障碍所造成的粗糙状态有改善作用”。笔者治疗银屑病使用温经汤的指征为皮损面积较大而干燥明显（较小的多从瘀治，大的多从燥治），脱屑较碎，慢性病程，年龄偏大，舌淡或淡暗，无明显热象。如程某，男，45 岁，病程 4 年，反复治疗。皮损集中在小腿部、肘部、背部和腹部，均为大片，胸背部皮损每片均大于手掌，基底不甚红，干燥明显，口不干不苦，大便偏稀，脉细，舌淡苔薄白，舌下暗淡，初诊于 2010 年 10 月 14 日。以下肢无汗治以麻黄类方加防己黄芪汤无显效。继以脉略滑，舌下暗红，皮损肥厚治以薏苡附子败酱散加减，也无显效。继用温经汤原方，1 两为 6 克，1 升用 24 克，因大便偏稀芍药用赤芍，甘草用炒甘草，生姜 28 片。4 剂后腹部皮损明显变薄，少腹有发热的感觉，大便稀减轻。继续以温经汤为主，加黄芪、肉桂及麻黄等，逐渐加大生姜用量至数百片，效果很好，皮损渐少，出汗渐匀。

2. 苓桂术甘汤

苓桂术甘汤是“桂枝类方中的利水剂……凡长期疲劳、紧张、嗜好寒冷之物，均可以使阳气受损，体内的水液停留不化而致病。”对于水饮的形成，笔者认为阳气受损因于“医源性损伤”者不容忽视。我国基层滥用消炎药现象非常普遍，这就要求中医辨证时重视消炎药滥用引起的“药邪”，很多时候会有阳气损伤导致水饮为病的情况。笔者治疗银屑病使用苓桂术甘汤的指征有滥用消炎药史，舌偏胖水滑，和汗易出而不匀（汗难出而不匀笔者多用麻黄加术汤）。误用消炎药治疗上呼吸道感染，是很多急性点滴型银屑病的重要诱因，对这类患者最初需要用麻黄类方使腠理开泄，腠理开泄后常会用到苓桂术甘汤。如封某，男，23 岁，2010 年 11 月 1 日初诊。起病原因患者自诉为“1 月前感冒，扁桃体发炎。医生让吃阿奇霉素、阿莫西林和感冒药，吃药后喉咙疼痛、感冒症状减轻。但隔了 1 周背上出现小红点，上有皮屑，3 天后全身遍布红点”。这是一个典型的急性进行性点滴型银屑病的发生过程，起疹 20 天，未经治疗，求诊于笔者。刻下米粒至绿豆大红斑鳞屑皮损遍布全身，瘙痒明显，双手关脉浮滑有力，舌胖淡，苔薄白，不畏寒。躯干素汗少，手足心汗多，喝热稀饭易出汗。辨证为卫闭营郁，兼有寒饮。治以麻黄9克，制附子9克，细辛3克，生姜14片，大枣12枚。久煎1次150分钟，分温再服，服药后喝热稀粥，以遍身微汗为目标。3日后复诊，汗出变多，皮屑减少，瘙痒大减，上方效佳，参以麻黄加术汤、薏苡附子败酱散加减继服12剂。11月25日因出汗欠匀，舌淡胖，苔白腻，治以本方加减：茯苓60克，桂枝45克，生白术30克，炒甘草30克，银花20克后下，白酒2两后下。每日临卧顿服，1剂后瘙痒加重，嘱加酒为3两，继服，第2剂后瘙痒大减，汗变匀。后加入麻黄3克，桂枝改为肉桂，生白术改为苍术，银花减为15克，继续服用。至2010年12月2日，舌胖减，皮损几无，出汗明显变匀（手上汗少，其他部位出汗可）。嘱用温酒适量送服防风通圣散，1次1袋，日3次善后，注意出汗情况。半月后随访，体健，停药。

3. 桂枝茯苓丸

关于桂枝茯苓丸治疗银屑病，黄煌教授也有论述："某机关驾驶员之妻，三十余岁。得银屑病多年，身上红黄色丘疹点点片片，询得月经周期正常，但色黑有块，并有腹痛。大便干结难解……久治不愈，希望中医能给以调理，改善体质。2004年秋天来诊。其人面部暗红，虚而有瘀……遂用桂枝、茯苓、丹皮、桃仁、赤芍、川芎、丹参。先服半月后，丘疹有减少趋势，且大便通畅。后原方服用3月躯体下肢皮损基本消失，惟两肘后有黄豆大一二处，头枕部发际有一处。……肌肤甲错，这是使用桃仁等活血药的一个指征。瘀血，也称之为干血，有瘀血的人，其皮肤绝不可能如凝脂，不是干枯，就是暗红……桃核承气汤是比桂枝茯苓丸下瘀血更强烈的经方，大多需要伴有精神症状或腹痛者，服用以后可以导致腹泻等。而桂枝茯苓丸就要平和些，不会出现腹泻。"桃核承气汤和桂枝茯苓丸也可以作为治疗银屑病的一对方子来使用，前者治以急，后者治以缓。笔者用桂枝茯苓丸治疗银屑病的指征为：病程较长，皮损面积较小，局限，质地密而鳞屑碎而紧，偏于下肢，女性则多有月经量少而不通，小腹怕冷。如治郭某，女，23岁，原先从事美容行业，下班在晚10点以后，居住地为地下室，如此3年，出现月经推迟，量少，色暗。又半年，时逢夏季，出现下肢散在银屑病皮损，用精油涂抹后皮损消失。又半年，至2009年12月，小腿复出现银屑病皮损，服用麻黄类方汤剂1月左右，效果不显。患者在笔者的耐心讲解中自己领悟阳气受损，湿邪久稽，无法急于求成，遂辞退原工作，积极配合治疗。多运动，多晒太阳，服药以桂枝茯苓丸为主，间断配合逍遥丸、大黄蛰虫丸、保和丸、通宣理肺丸、防风通圣丸等，大约半年后，月经正常，皮损消退。

【按】

笔者治疗银屑病的核心思路在于获得“正汗”，正汗的标志为桂枝汤方后的“一时许、遍身、漐漐微似有汗”。

求正汗“必须具备两个条件：一是阴阳充盛，二是阴阳升降出入道路畅通”（李士懋《论汗法》）。

对于表有实邪、玄府不通的急性银屑病，开腠发汗的麻黄类方无疑是“使邪有出路”最为直接的治疗方案。而对于营卫（即在表的阴阳气血）不和、不足的慢性银屑病，要获得正汗就需要用到桂枝类方。不仅是本文中提到的3个方子，其他如桂枝汤、小建中汤、炙甘草汤、桂枝芍药知母汤等都有用于银屑病治疗的机会。

病至迁延，自疗为主，小剂柴胡治中宫

杨某，女，24岁。婴儿时喂食水果糊过量，肠胃一直不适。6岁时因肠胃炎，服用北医三院所开半片止吐药后，胳膊上出现小红点，确诊为银屑病，求治于朱仁康教授，服药后很快皮损消失。8岁时，在春季以吃牛肉为诱因导致全身爆发，此后15年内不间断服用中药，皮损未全部消退过。2011年3月电话问诊于笔者，因大学毕业在即往来不便，遂介绍其至北京中医医院张广中主任处诊治，张主任详为诊察后，嘱停用所有口服药物，少量外涂北京中医医院自制外用药。如是3月，全身皮损均有自行消退的迹象。2011年6月10初诊，左脉沉细弦弱，右脉滑而有力，舌尖红，舌下淡，苔根黄腻，皮损以毛发部及大腿外侧为多，黄汗明显，素有口渴，生气后瘙痒。辨证为少阳不舒，脾胃不利，湿郁化热，口服以小柴胡汤加减，处方：柴胡12克，黄芩6克，党参9克，半夏9克，炒甘草6克，防风6克，生姜3片，大枣2枚；外洗以清热除湿为法，处方：苦参15克，黄柏9克，土茯苓30克。其后处方略事加减，精神状态不断变好，出汗逐步变匀，皮损迅速变薄变少，若自疗配合周全，治愈当在1月之内。

【按】

《药证与经方》22页中解释“往来”时，指出其第一种意义是指疾病呈迁延性，病程呈慢性化，古代治病首选汗法、吐法、下法，如果汗、吐、下以后疾病不能速愈，疾病便进入“往来”状态。

“所谓迁延阶段就是疾病处于慢性化，短期内既不会速愈，也不会恶化。”黄煌教授在《经方的魅力》一书中柴胡桂枝汤后所指依然是小柴胡汤针对的“往来”状态。

小柴胡汤治疗迁延性疾病，仍然是立足于外感，是祛邪之方，其治疗的重点不在补，而在调整中焦，为祛邪做好铺垫，希望一举解除战斗。大剂量的《伤寒论》小柴胡原用法是祛邪的，即便是小剂量的现代用法也有祛邪之意，无邪者、身体虚弱者，不能因为其更多地照顾到了脾胃，就随意使用。

其对中宫的保护，从用药上看是比麻黄汤、桂枝汤的甘草用量都大，还用到了人参、半夏等中焦的药。

上诉病例中患者连续服用中药15年，在张广中主任处诊治后停用所有内服药物3月，却出现远较服药为好的、全身皮损均有不同程度消退的良效，让笔者不禁想起两千年前的古训“有病不治，常得中医”。

临证以其脉弦，生气后瘙痒，皮损以大腿外侧为多，辨证为少阳不舒；以其脉沉细弱，舌下淡及其年少自愈力强，辨证为脾胃不利（因自愈力强没有考虑为弱，而只是不利。不利可以快些治愈，弱则不可急）；以其脉滑而有力，舌尖红，苔根黄腻，黄汗明显，素有口渴，辨证为湿郁化热。治以小柴胡汤加减，接方以黄连温胆汤、枳术丸等，配合外洗清热除湿，精神、出汗、皮损均显著好转。

先解太阳，后散郁结，胁下之病少阳经

段某，女，22岁，2011年6月17日初诊。主诉：小腿局限皮损半年，全身泛发10天。病史：半年前小腿无明显诱因出现片状皮损，因病情不重未系统治疗。10 天前去山上游玩，穿衣少，觉凉。翌日复有外伤，遂出现手臂痒，随即出现红疹，第三日颈部及上半身泛发，随后 2 ~ 3 日内由上至下、遍布全身，最后足部起疹。输液 4 日（不详），口服双黄连口服液，复方青黛丸 3 日，无效。后用 3 天光疗，亦无效。刻下：全身可见泛发性米粒至黄豆大红斑丘疹，上覆多层细薄鳞屑。全身皮肤干燥、无汗，腹部最重。伴明显瘙痒。双侧小腿可见桃核大小皮损数处，边缘隆起，中间凹陷，脱屑少。大便数日未行，素偏干。晨起口渴明显。舌脉：舌淡红，苔薄。左脉浮滑，右脉细弦。辨证：山上游玩觉凉、皮肤干无汗为外感风寒，腠理不通；口渴、便干，皮损色红明显为内有郁热。辨证为外寒内热，腠理不通。治法：开腠发表，兼清郁热。处方：麻桂各半汤合升降散加减。药物：麻黄 6 克，桂枝 6 克，杏仁 6 克，白芍 6 克，僵蚕 9 克，蝉衣 6 克，广姜黄 2 克，生大黄 2 克，益母草 24 克，生姜 3 片，大枣 1 枚。1 剂，冷水浸泡 40 分钟，大火沸后，小火煎 3 分钟取药液 100 毫升，剩余药液继续小火煎煮 60 分钟，取 300 毫升，与前混匀。分温，饭后再服。嘱避寒就温。

2011 年 6 月 18 日二诊：汗畅（小腿上汗少），便通，额头上的皮损已经褪去。舌苔变白，胁肋处红斑明显，昨日睡眠差。辨证：睡眠差为麻黄之故；舌苔白为中焦不利；胁肋为肝胆循行之地。立法：汗已出，麻黄剂已中病，且出现睡眠差，故停用发表剂；舌苔现白，胁肋症状明显，可选用柴胡剂调和。处方：逍遥方加减。药物：柴胡 9 克，茯苓 6 克，大黄 2 克，当归 6 克，白芍 9 克，生姜 1 片，1 剂。加用外洗方“渍形以为汗”：麻黄 15 克，桂枝 10 克，1 剂。冷水浸泡 60 分钟，大火熬开，小火煎煮 10 分钟，倒入浴盆，加适量温水，将水温控制在 35 度 ~ 39 度之间，务求自觉舒适，每次浸泡 15 分钟左右，日 2 ~ 3 次，空腹勿浸泡。小腿部顽厚皮损嘱每日涂抹香油 20 次。

2011 年 6 月 19 日至 23 日逐日诊治，大法不变，适当加重桂枝用量。20 日后，每日早饭后服药时在煎好的汤药中兑入麻黄免煎颗粒剂（每袋 3 克）搅匀，从 1 袋逐渐递增为 4 袋；腿上顽厚皮损边缘加用化学中药哈西奈德溶液（商品名：乐肤液）少量外涂。至 23 日：出汗除小腿外均已变匀，全身皮损大多变平，颈部、上臂、足部等处皮损消失，胁肋部皮损亦明显变薄、变散。

2011年6月23日后，停服汤药，中成药善后，“候气来复”。先后用到小柴胡冲剂、桂枝茯苓丸、加味逍遥丸、逍遥丸等。泡浴继续，水温可逐渐升高，最后升至41度。泡浴用药逐渐加量：麻黄逐渐加为30克，肉桂逐渐加为100克，且加入仙灵脾、蛇床子等药。香油仅用于皮损干燥处。

2011年7月15日随访：皮损全部变平，仅小腿及其他很少部位留下淡褐色印迹。嘱避寒就温，务求微汗遍身。强调随时调整生活习惯，3年之内坚持记录健康日记。

如上所述，药邪轻浅之银屑病患者，服用中药汤剂仅7日，继用中成药善后，不足1月临床治愈。能说银屑病难治吗？可知银屑病治疗之难不在病，而在药邪之害。药邪之害责不在药，而在医，为医者可不慎乎？

【按】

罗天益先生有两则病案，被很多学者视为经络辨证的典范。然而观其治疗之详细经过，却会发现其治疗取得佳效的诀窍在于：首重全身的气血，其次才斟酌局部。

一为治杨郎中之内，年五十余，体肥盛。春患头目昏闷，面赤热，多服清上药不效，罗诊其脉洪大而有力，《内经》云：面热者，足阳明病。《脉经》云：阳明经气盛有余，则身以前皆热。况其人素膏粱，积热于胃，阳明多血多气，本实则风热上行。诸阳皆会于头，故面热之病生矣。先以调胃承气汤七钱、黄连二钱、犀角一钱，疏利三两行，撤其本热。次以升麻加黄连汤，去经络中风热上行，方以升麻、葛根各一钱，白芷七分，甘草、炙白芍各五分，连、芩酒制各四分，川芎、生犀末各三分，荆芥穗、薄荷叶各二分，水半盏，先浸川芎、荆芥穗、薄荷，另以水二盏半煎至一盏半，入先浸三味同煎，至一盏，食后温服，日三服。忌湿面五辛之物。其治先以调胃承气汤通泻，釜底抽薪，使阳明之热不再循经逆，再以升麻加黄连汤去阳明经络中之热，标本兼治，则病当愈。

一为治尼长老，六十一岁，身体瘦弱，十月间病头面不耐寒，气弱不敢当风行，诸治不效。诊之，其脉皆弦细而微。其人年高，素食茶果而已，阳明之经本虚。《脉经》云：气不足则身以前皆寒慄。又加看诵损气，由此胃气虚，经络之气亦虚，不能上荣头面，故恶风寒，先以附子理中丸温其中气，次以升麻汤加附子主之。

笔者此案获效快捷也应该与“先疏通整体气血，后肃清局部余邪”有关。先以麻桂各半汤合升降散疏散在表之邪，使邪不能内传，而后再行疏解少阳经郁结之邪。疏解少阳的同时仍不忘以麻黄外用之法继续解散在表之余邪。麻黄之用，和“麻黄之法”（即开表之法，疏散表邪之法）贯彻始终，应该与罗天益先生的策略不谋而合。

重视解表，重视汗吐下，重视祛邪法，应该是纠正中医“慢郎中”形象的一件法宝。

药以胜病，郁热已成，石膏重剂始见功

高某，女，27岁。2010年9月13日初诊。银屑病病史18年，反复发作，近11年来皮损逐渐加重。3月前学习笔者的“广汗法”锻炼后，未经用药，出汗变匀，瘙痒大减，枕部和头顶皮损消失，其他部位均有不同程度变薄，信心大增。刻下皮损以头面部、前后发际及四肢内外侧为重，瘙痒不甚。额部易汗出，动则有汗，而下肢无汗，全身畏寒明显，少腹不凉，精神可。心烦口干明显，喜冷饮饮不解渴。双手脉滑，左细右浮，舌下红，有凝象，舌质偏红。辨为热郁肺胃，气津受损。治以大剂白虎加人参汤。处方：生石膏250克，知母90克，生甘草30克，沙参45克，大米两大把，2剂，嘱宽水，久煎120分钟，待药冷，频饮不拘时。嘱若有胃凉，立即停药。

2010年9月16日二诊：舌淡，尖红，舌下略暗，双手脉细。口干略减，出汗无变化。热象已减，转从郁治，治以麻杏石甘汤，处方：麻黄18克，生石膏64克，杏仁15克，生甘草9克，3剂。久煎120分钟，分温饭后再服。如无明显不适，可逐日增加剂量为日1剂半、2剂以至更多。

2010年9月20日三诊：诉两日半服下6剂药，前3剂无异常，最后1日服3剂后出现当夜仅睡眠3小时（补诉素嗜睡），食欲差，大便略稀，余无不适。口干喜饮减少五成以上，出汗向均匀发展。药已中病，“盛者夺之”已见成效，不可再行猛攻。后据证使用防己黄芪汤、化斑汤、麻黄汤、越婢汤、小柴胡汤、麻黄附子细辛汤、真武汤、葛根汤、温经汤、黄芪桂枝五物汤、平胃散等方，剂量在常规范围内，其意为“平之”。至2010年12月28日停用已不断减量的汤药，仅服桂枝茯苓丸等丸药，“微者调之”善后。

【按】

《郝万山伤寒论讲稿》中26条后有这样一段话：“从麻黄汤证，到大青龙汤证，到麻杏石甘汤证，再到白虎汤证和白虎加人参汤证，是由纯表寒到纯里热发展过渡的四个不同阶段，麻黄汤证是纯表寒，所以只用麻黄发散表寒而不用石膏清里热；大青龙汤证是表寒重而里热轻，所以麻黄之量大于石膏，重用麻黄发散表寒，轻用石膏清热除烦；麻杏石甘汤证是表寒轻而里热重，所以石膏之量大于麻黄，重用石膏清里热，轻用麻黄散表寒，甚至可以说本证已基本无表寒，用麻黄配以大剂量的石膏，再配杏仁，重在宣肺平喘而不在发散表寒了。至于白虎汤证和白虎加人参汤证，则属纯里热而表无寒，因此只用石膏而不用麻黄了。”

理清了这个脉络，白虎汤治疗郁热便不再盲目了。

有学者认为，《伤寒论》中三阳为阳郁，三阴为阳虚。将麻黄汤和白虎汤联系起来，太阳肌表阳气郁闭之恶寒、发热，到阳明胃腑阳气郁闭之不恶寒、燥热，阳气郁闭位置转移的全过程都有了与之相应的方药作针对性治疗。麻黄汤治疗阳气不用之表闭，大青龙汤治疗表闭重而里之郁热显现之证，麻杏石甘汤则治疗表闭轻而里之郁热重的证候，到白虎汤则没有表闭而只有阳明胃之郁热。

《温病条辨》上焦篇第九条说：“白虎汤本为达热出表”；张锡纯说“仲圣当日未必有汗才用白虎汤，……石膏原具有发表之性，其汗不出者不正可借以发其汗乎？”

《伤寒论》白虎汤条文有三：176条：“伤寒脉浮滑，此以表有热，里有寒，白虎汤主之”。350条：“伤寒脉滑而厥者，里有热，白虎汤主之。”219条：“三阳合病，腹满身重，难以转侧，口不渴，面垢，谵语，遗尿。发汗则谵语，下之则额上生汗，手足逆冷。若自汗出者，白虎汤主之。”有两条没有明言有汗无汗，有一条明言“自汗出者，白虎汤主之”，看来有汗无汗都可用白虎汤。无汗也可阳郁，有汗也可阳郁，而脉滑却应该为必见之症。

《伤寒论》阳明篇227条曰；“脉浮、发热、口干、鼻燥、能食者则衄。”本条说的是阳明郁热导致“红汗”。可以导致“红汗”，便也可以导致“白汗”（银屑病），无论是哪种汗，都提示了向外发越之势，也是条文中“脉浮”之意。按顺势外发的原则，以“正汗”治疗当为正治。

逢冬则生，无汗而痒，麻桂升降半剂轻

2012年1月某日，路遇旧日邻人。问及其妻说每年冬季身痒，不需治疗，天气转暖就可以自愈，如此反复已有3到5年。说今年发病时间比往年长，范围比往年大，与今年暖气不好也许有关。笔者见其妻，典型的点滴型银屑病（牛皮癣），红明显而皮屑少，素不喜汗出，现瘙痒异常，答之曰“牛皮癣”，全家大异。慰之曰：每年与此相仿，则每年都是牛皮癣，均可自愈，莫为病名吓倒。为之开方麻桂各半汤合升降散各6克加大青叶10克、苦参15克，2剂，嘱药后取汗，标本同治，外散里清。告之曰，痒减就可停药，待其自愈。明年如此还可照此服用。

翌日电话告知，半剂后瘙痒已减，嘱服完一剂就可停药，注意保暖微汗。后随访已愈。

轻浅之疾，只需蜻蜓点水。万不可被“牛皮”病名所困。

笔者所见，“牛皮”多为初起未用开腠，误治、乱治、无明确目标的治疗导致，在皮之疾，起病若急，病势若猛，多可速愈。

病届初春，发则动阳，大剂黄芪下攻通

郝某，女，23岁。发病无明显诱因，至今1月，经治不效。素皮肤不干，不易上火，不易出汗，四季手足冰凉，手心出汗。2011年3月17日初诊：刻下皮损以下肢前外侧及头皮为多，双手脉细弱，舌淡红略暗，苔中根薄腻。治以麻黄加术汤加川牛膝，处方：麻黄18克，桂枝12克，杏仁12克，炒甘草6克，苍术24克，川牛膝9克，4剂。冷水浸泡40分钟，大火沸后，小火熬90分钟，只熬1次，分2～3次，饭后服用。

2011年3月21日诊。出汗量和范围都明显变多，但睡眠变浅，偶尔心慌，头晕食纳差。手足冷无变化。鼻干鼻痛。处方：黄芪 240 克，当归 90 克，川牛膝 90 克，麻黄 3 克，苍术 6 克，金银花 15 克（后下），白酒 1 两每剂逐加 1 两，后下，3 剂，每晚临卧顿服，保暖。因出汗较多，嘱每日吃油炸虾，越多越好。

2011 年 3 月 24 日诊。手足、小腿变热，出汗未增。大便稀，日 3～4 次，但无腹痛等不适。吃饭好，精神好，睡眠好，皮损颜色明显变淡，皮屑减少，小腿皮肤干燥。处方：黄芪 240 克，石斛 90 克，川牛膝 90 克，麻黄 3 克，苍术 6 克，陈皮 6 克，金银花 15 克（后下），白酒已经加至 3 两仍每剂逐加 1 两，后下。

2011 年 3 月 28 日诊。手足、小腿明显变热，出汗略多会头晕。大便日 3 次，双手脉滑。处方：黄芪 240 克，石斛 120 克，川牛膝 90 克，桂枝 90 克，银花 30 克（后下），白酒已加至 5 两（药中有酒，趁热服下，腹中发热，其母以为烧心，而未敢继续加酒，解释后嘱继续加）继续加，后下，3 剂。强调吃虾。补诉月经将至，嘱月经来但吃中药无妨。

2011 年 3 月 31 日诊。头、面部已愈，上肢、背部皮损基本消失，下肢皮损明显变平变淡。服药后觉得略有胃胀，手脚已经不凉，舌红润。诸症均好，小剂温散善后。处方：麻黄 12 克，桂枝 8 克，炒甘草 4 克，细辛 3 克，生白术 16 克，生姜 7 片，7 剂，1 次煎法，煎 60 分钟，分温再服，饭后服用。

2011 年 4 月 7 日诊。诸症几愈，以生姜水送服桂枝茯苓丸，每次 2 丸，每日 3 次善后。嘱保持保暖、微汗。

【按】

经方，一般认为是经典方。何谓经典，是传之既久，经过岁月筛选、沙里淘金留下来的东西。也许在仲景时代，这些方子的确只是经验方，但是经过了近两千年的甄别，它们便成了经典。

对于临床医生，治疗有效是第一位的。

但效果又可以分为近效和长效。又可分为可以总结、可以重复的效果和“瞎猫碰上死耗子”的效果。

经方提供的是制方的法，是方剂组成的框架。杂乱无章的使用即使是经方的药味，也不能叫作经方，而后世有很多依照经方之理组成的方剂，或者说很多验方契合了经方的理法，也可以视为经方。

对于方剂的积累和学习，不能纠缠于表面现象和概念，经方的可贵在于我们可以学到立方、用方之法。在未得其理前要尽量“原方原药原剂量比原用法”用经方，这是经方学习必须经过的阶段。但如果对于某些方剂已经明了其制方、用方之理，再恪守、强调“原”就无异于刻舟求剑了。

比如四味羌活汤，足以补麻黄汤之未备（前者针对湿郁，后者针对寒闭），药物组合“直抵经方”之旨。学友高建忠在其《比证活用，立方之道——九味羌活汤浅识》中提出“羌活、防风、苍术、甘草”，“四味药相合，外祛风寒湿邪，内安脾胃，治太阳病恶寒、头身关节疼痛可谓如神。”“把羌活、防风、苍术、甘草组成一方，与由麻黄、桂枝、杏仁、甘草组成的麻黄汤相比，会惊奇地发现，九味羌活汤制方境界直抵经方。麻黄、桂枝相合，重在祛除风寒郁闭；羌活、防风相合，重在解散风寒湿闭。风寒郁闭易致肺气失和，故用杏仁肃肺；寒湿内侵易致脾气失和，故用苍术运脾。如风寒闭甚，内热已显，在麻黄汤基础上可加大麻黄用量以开寒闭，再加石膏以清内热（即为大青龙汤）；如寒湿闭甚，里热已现，九味羌活汤中选择性地加用了细辛、川芎、白芷加强祛风、散寒、除湿之功，加用生地、黄芩以清里热。”

经方为后人提供的更多是制方之法，用方之例。是一个方剂构建和应用的框架，是开放的、有更多的发挥余地的经典框架。而不是“临证全书”。对于经方框架的学习和应用，张锡纯为我们提供了极好的范例，《看似超出经方象外，实则入于经方圜中——张锡纯用经方的启示》已有详细描述，在此不赘。

如此看来，四味羌活汤也可依制方之理归入经方体系。而笔者从经方学习中得出的运用黄芪之法（详见《无汗能发，有汗能止——黄芪功效核心为治肌表衰弱》），以之治疗银屑病也可归入经方应用之例。

黄芪治疗银屑病之法取材于《验方新编》之四神煎：“用生黄芪八两，川牛膝三两，远志肉三两，石斛四两，用水十碗煎二碗，再入金银花一两，煎一碗，一气服之。服后觉两腿如火之热，即盖暖睡，汗出如雨，待汗散后，缓缓去被，忌风，治疗鹤膝风，一服病去大半，再服除根，不论久近皆效。”其方虽非出自仲景，实得仲景用黄芪补卫气以通达肌表、不去邪而邪自去之旨，正如《医宗金鉴》中讲黄芪（桂枝）五物汤时说的，“此方君黄芪而补卫……其功力专于补外，所以不用人参补内、甘草补中也。”

人至老境，微汗缓冲，功德不见寿域登

赵某，女，63岁。2009年8月10日初诊。银屑病病史28年，起病自绝经始。绝经时间为45岁。绝经前喜出汗，绝经后不喜出汗。皮损集中在头部和肘膝关节部位，肥厚成块，干燥。素有背冷如掌大，关节不适。舌苔薄黄而燥，舌上有纵向裂痕，舌下淡暗，有瘀象。初起用温散药较多，与滋阴润燥药物配合，见效甚缓，如2009年8月13日方为：何首乌15克，生熟地各15克，赤白芍各15克，当归15克，麻黄24克，附子12克，细辛3克，姜黄9克，三棱12克，莪术12克，干姜9克，太子参9克，炒白术9克，4剂。先煎3分钟取液100毫升，再煎120分钟取300毫升，混匀饭后温服，日两次。断续服药至2010年3月，头部皮损基本消失，四肢关节部位皮损均变薄，但顽固处仍肥厚，停服汤剂，以桂枝茯苓丸及保和丸，每次2丸，每日3次，强调汗不可过，微汗为度，宁少勿多。2011年4月随访，皮损2010年夏季已然全部消失，现不仅皮肤，连原有旧疾也都痊愈。

【按】

治疗当急则急，当缓则缓。急则不行则缓之，缓行为主亦可辅以急。治法是灵活的，但是总体策略不可随意更改。否则朝令夕改，人体正气无法适应医者的指挥，会无所适从、陷入瘫痪。尤其是对于年老正气不足之人。

当急攻治以“大汗”，却缓治“微汗”就是姑息养奸；而需要缓治时治以急攻，则或有近效，或近效亦不可得，但减人寿命却是一定的。

“汤以荡之”治以急，适用于邪盛正足病形彰显者。隐匿之邪，迁延之疾，之所以隐匿、迁延，主要是因为正气不足，对于这些流连难解之邪，只可丸剂、散剂缓攻，宁可邪不去，不可伤正，这就是强调“微汗”的深层含义。

欲速而不达，不如守方久服，功到自然成。吴鞠通讲“坐镇从容，神机默运，无功可言，无德可见，而人登寿域”，用以说明丸散小量缓治顽疾时，是十分恰当的。

遍用刀针，霸道老辣，效如桴鼓赛串顶

此案非我之治验，是张子和案，诊断也不一定是银屑病，但是治疗的方法与笔者提倡的泛汗法一致，故录之于此，一来启发大家思路，二来鞭策自己。待条件成熟时，我一定会学用此法，为中医疗效正名。

《名医类案》载：一女子年十五，两股间湿癣长三四寸，下至膝，发痒时爬搔，汤火俱不解。痒定黄赤水流，又痛不可忍。灸焫熏渫、硫黄、闾茹、白僵蚕、羊蹄根之药，皆不效。其父母求疗于戴人。戴人曰：能从予言则瘥。父母诺之。以铍针磨尖快，当其痒时，于癣上各刺百余针，其血出尽，煎盐汤洗之。如此四次，大病方除。

读此案需要注意两点，一为“当其痒时”；一为“如此四次，大病方除”。前者为治疗的时机，为乘病势发作之际顺势外发之意；后者为去邪务尽之意。

既愈防复，王道从容，补中小剂送一程

此案亦非我之治验，是薛己案，诊断应该与银屑病相类，但是其中治愈后巩固的方法笔者颇为欣赏，故录此备忘。

《内科摘要》记载：薛己治疗一人，每逢秋冬季则遍身发红点，多斑作痒。此病因秋冬气沉降，腠理密闭，风寒拂郁而作，治以人参败毒散汗透表邪。然而估计秋冬发汗有悖时令之气，故汗后急以补中益气汤固表实卫气。（转自《中医时间医学全书》133 页）

本案与笔者《逢冬则生，无汗而痒，麻桂升降半剂轻》中所记之案很是相似，笔者要求“中病即止”以保正气，而薛己汗后急以补中益气汤固表实卫气来顾护正气，可谓异曲同工。如果两法同用，当更显稳妥。

还要注意的一点是冬季求汗的问题。秋冬养生当顺应气之沉降，然病需发散，这时候就涉及急则治病，缓则求本的问题。治病要注意“中病即止”，病后巩固则要顾及到养生的顾护正气的问题。

银屑病自疗答疑

银屑病是怎么形成的?

答：用油炸元宵来比喻银屑病的形成大家会容易理解些。

过年过节的时候，常有人因为不熟悉炸元宵的方法，而把元宵给炸得“爆炸”了。元宵爆炸是因为里面的馅迅速变热，产生向外发泄的趋势，而外面的皮没有提供合适的发泄渠道，于是爆炸发生了。

炸元宵的正确方法是先在元宵皮上扎几个“透气孔”，然后给元宵加热的时候要用慢火，温和、均匀地加热。这样，元宵里面产生的热，会通过元宵皮上的“透气孔”及时发散出去，里面的热憋不住，“爆炸”自然无从发生。

人体由于情绪、饮食或者不适应外界环境的变化，体内产生了郁“火”，这相当于元宵内部的加热。而皮肤腠理不够通畅，出汗有障碍，这相当于元宵皮没有扎孔。与元宵的馅热了，而皮不能及时散热而导致元宵的爆炸一样，人体内有了热，而人体皮肤障碍无法及时疏泄体内之热，导致了人体的“爆炸”。

人体“爆炸”，在皮肤上产生不规则的散热孔，便是银屑病。

银屑病怎么治才正确?

答：正确的治疗应该是修复皮肤的散热系统，用规则的、正常的散热（即出汗）来代替应急散热（即银屑病皮损）。

有一种治疗犯了方向性的错误。不是着眼于出汗，而是以银屑病皮损消失为目标，这种文过饰非的治法会给人体带来更多的、更严重的麻烦。还是打个比方，办公大楼着火了，人们从应急的消防通道涌出。这个时候正确的处理方法是解决火灾问题，让正常的出入通道保持畅通，尽快让人群有秩序地疏散，而不可以以掩饰火灾为目的，堵住消防通道。

银屑病可以预防吗？

答：银屑病可以看作是应急的散热措施，是在正常的、日常的散热出现故障的时候人体采取的不得已的措施。

如果体内的日常散热系统（出汗）保养得当，可以及时疏散体内的热；或者在体内有些“热象”（如咽喉疼痛）的初期，采取主动地散热（发汗的方法）措施，那么人体就没有必要采用被动地散热方法（银屑病皮损）了。

日常的出汗系统保养，和主动发汗的方法的及时使用，便是银屑病的预防措施。

银屑病遗传吗？

答：银屑病不遗传。其本质是一种人体的应急散热措施，只有人体处于特定的应急状态，才会发生。

银屑病生下来就得的不多，不是先天的，而是后天创造条件才得的。

家族型发病也不是家族中每个人都得病。有人得有人不得，只能说明后天的环境不同对于本病的发生产生了决定性的影响；而一个家族中得病的人多，也许与遗传有关，但不容忽视的一点是一个家族中的不同成员生活习性是近似的。

遗传的是容易得某类疾病的身体特点，而不是疾病。如汗腺不发达，这可以是遗传的，但“先天不足后天补”，如果亲属中有人得了银屑病，提示汗腺的问题，别人引起重视，注重出汗的锻炼，积极预防，便不会得本病。

笔者有一患者老武，近 60 岁得本病。家中弟兄 6 人，有 5 人在 20 岁左右得病，他到快 60 岁还没有得，以为别人遗传，而没有遗传给他。原本的工作环境是室内，经常喝茶，喜出汗。一次偶然汗出当风的经历，让他有近一个月不出汗，于是得病。治疗从汗入手，很快痊愈，随访未复发。

应该如何看待遗传和复发？

答：如果把遗传物质当作“种子”，把人体的状态当作“土壤”的话，会发现“种子”并不决定发病，种子发芽与否主要取决于土壤的状态。

把人体的“土壤”一直调整在“正汗”状态，则不必担心遗传的“种子”会发芽，也不必担心愈后复发。

患者需要做什么？

答：银屑病是一种生活方式病，是综合因素累积而成的，需要综合治疗，使用药物只是其中的一部分。患者自疗的目的在于为最后得汗创造条件。非药物治疗中，最重要的手段是温和、连续、持久的运动。

如何出汗才算正常？

答：正常的出汗包括范围和量两个问题。

范围是遍身，就是全身均匀出汗。手背、脚背、小腿前面等部位都是不容易出汗的地方，而额头、胸、背都是容易出汗的地方，均匀就是要控制容易出汗部位，促进不容易出汗的部位出汗。

量是微微出，隐性出汗也可以，简单说就是皮肤不干，有湿润的感觉。偶尔出大汗，比如在运动后，或者服药后都是可以的。但要注意汗出后不能着凉、不能穿湿衣服、不能吹风。

治疗时用“汗”，就要注意时间问题了，因为没有长时间作保障的话，不可能汗少而遍身的，所以要强调长时间。出汗的时间一般要在 2 个小时以上。

出汗三要素为：长时间、遍身、微似有汗。针对银屑病，笔者提出了汗出的季节要求，为夏天不能多，冬天不能无。

如何运动才能出汗正常？

答：低强度长时间运动，一滴汗出遍全身。

低强度和“微”汗相对应。

长时间和出汗的“长时间”对应。

出汗很容易变正常吗？

答：答案是否定的。

汗出既不能多，又不能少。强调“里面要小火慢烘，外面有春雨润透”。达到这样的出汗是很不容易的，不能着急，有一到三个月能达到就算不错了。

我经常用学习骑自行车的过程来比喻学出汗的过程。既鼓励大家要有信心，谁都能学会；又提醒大家慢慢来，需要一些时间和过程。

骑自行车虽然简单，但是不经过一段时间的摔打，不经过自身的揣摩，努力，不经过不断的总结经验，吸取教训，是学不会的。出汗也需要这样的一个学习过程。

没有学会骑车以前，怎么也掌握不了这个平衡，等你学会以后，怎么骑都很自由，都摔不倒。出汗也一样，不会出汗的时候，怎么也出不了汗，等你学会以后，出汗变得很容易，无论走路、喝水、吃饭、干家务，晒会太阳都可以出汗，到那时，出汗变成你生活中很自然的一部分，银屑病也会在你不经意间消失了踪迹。

已经有无数的病友验证了这个方法，希望大家都来好好学习，天天出汗。

中医如何认识汗?

答：中医认为，人体出汗过程就好比用柴火支着锅烧水。

柴火代表人体的阳气，锅里的水则代表人体的阴液。水沸腾后冒出的水蒸气，就是人流出的汗液。

出汗是人体阴阳平衡的表现。有火没水，无法排汗；有水，但缺少柴火，无法将水烧开导致无法排汗。

还有一个问题是，有水有火，但是通道不畅，也是无法见汗。

所以简单说来，汗的形成有 3 个关键，就是有水有火有通道。

如何通过运动来让出汗变匀?

答：假定单位时间内出汗是有定量的。

这里出的多了，就完成了整体的任务，其他的地方就可以“偷懒”不出，或者想出也争不到“名额”，不会达到均匀出汗的目的。

剧烈运动、打球、或者跳舞出汗，出了很多汗，但结果多是出的地方尽管出，不出的地方尽管不出，达不到治疗效果。

这时候需要学会“控制”。容易出的地方开始出的时候，马上减少运动量或者运动强度，让出汗的过程缓和下来，把汗“攒”着，留到不容易出的地方出，这才能达到均匀的目的。

如何控制出汗?

答：怎么能达到控制的目的呢？这就涉及出汗的程序问题。

出汗的程序：先热，后缓，务求稳。稳了才可能匀而少。骑自行车快一些是大家都能做到的，但骑得慢而稳定就需要耐心琢磨了。

出汗以前一定会身上发热。发热属于汗前状态，发热的另一种表现形式是身上扎。

出现了发热和身上扎，你就要注意了，必须缓下来。如果再加强出汗的手段，就要出现出汗的地方尽管出的局面了。

缓下来，坚持住，一直让身体热着，可以逐渐加热，也可以保持住，主要是要看能不能达到身上逐渐均匀微汗的目的。

达到均匀微汗的状态，要稳住，只有稳在那个状态上才能让尽量多的地方皮肤功能恢复。

“控制”和“稳”很类似于气功中静功的修炼方法，首先必须心要静下来，不能急躁，否则可能“走火入魔”。用现代心理医学的治疗方法也可以辅助这个过程，生物反馈治疗仪的使用可以让这个过程变得量化，会帮助一部分患者更快学会“控制”。

何谓“四多两温度”？

答：四多指适度多晒、适度多动、适度多穿、适度多吃发物。

两温度指身体的温度，心灵的温度。

“四多”如何具体操作?

答：四多的核心意义在于恢复阳气的作用。

“万物生长靠太阳”，天上的太阳主宰世间万物。人体内的阳气也主宰着人体内的正常秩序。这并不是说体内的阴不重要。而是针对于目前这个时代的银屑病患者，阳气薄用导致的体表不通的患者更多，所以要强调阳气的重要性。

上面以运动为例做了说明。其他的可以仿照运动来注意操作中的细节问题。

如落实于运动是“低强度长时间运动，一滴汗出遍全身。”

具体到日晒就是“低强度长时间照射，一滴汗出遍全身。”

具体到穿衣就是“感觉温热长时间保持，一滴汗出遍全身。”

具体到吃发物就是“发物少量经常吃，一滴汗出遍全身。”

治疗银屑病有何禁忌？

答：笔者一直强调治疗的方向问题，强调多温，也就是说要“少凉”。

多运动的反面就是少坐着不动。

多日晒，反过来就是说要少在阴凉的地方呆。有的人在夏天的早上运动，却选择了阴凉多风的地方，笔者认为是很不妥当的。古人讲究练功不能在气候不好的日子里，现代人要注意，锻炼的同时不注意天人相应，怕事倍功半，或者更有甚者事与愿违。

多穿衣，反过来说就是少贪凉，其中包括冲凉和吹空调。

多吃发物，反过来就是少吃生冷，在服药集中治疗的时候最好是忌掉生冷。

需要忌口吗？生冷包括哪些？治愈后也需要严格禁忌吗？

答：需要。目前多数患者需要忌食生冷。生冷包括状态是凉的（如油炸鱼虾本是发物，但放凉也不能吃），和性质是凉的（包括猪肉、蜂蜜、茶叶、水果、冷饮、凉开水、消炎药、腌制品如咸菜、防腐剂放的多的如零食、隔夜的、冰箱里贮存时间较长的等）。治愈后也要少吃凉的，多吃温热性质的食物，使之调整在一个适当的比例，将体质控制在一个偏阳的状态，为“正汗”提供保障，杜绝疾病复发。

穿衣是越多越好吗？

答：不是，穿衣是以达到遍身微汗为目的，不是越多越好。如有的患者，上半身出汗多，下半身少，这种情况下就需要上面少穿点，底下多穿，从而调整汗出的不均匀状态。

四多中的“多晒”是说可以暴晒吗？

答：当寒湿重，局部不通明显的时候“暴晒”是可以的，可以接受夏季正午阳光“大剂量”的治疗。但更多用到的是局部的暴晒，一般情况下是多晒下肢少晒头，这与中医养生讲的“头要凉、足要暖”很吻合。

居住潮湿和本病有关吗？

答：关系很大！诸如阳光、运动、食物辛辣、衣服多少、居住地温润还是潮湿等等，都具有“药性”，都有“剂量”。越潮湿的地方，住得越久，你中的寒湿会越重，治疗的难度会越大。相反，如果阳光充足，环境滋润，会有助于你的治疗。居住地、工作地潮湿所给予你身体的影响要远大于药物给予你的短期的扭转。

心灵的温度指什么？

答：指你是否快乐，遇到事情是否能想得开。笔者把银屑病的病机归结为郁，着重强调了外邪导致的“郁”。

实际上情绪导致的“郁”，也在发病中占了重要的比重。“心病还需心药医”，患者自身的调节意义重大。

笔者推荐的一本书是《幸福的方法》，请大家仔细阅读。

体温有什么重要意义？

答：体温是人体活力（阳气、抵抗力、保持健康的能力）的标志，从体温的高低上可以推测人体的活力，从长期测量人体基础体温的变化中，可以看出体质是变好了，还是变得更差。

判断体质的变化最有意义的是年平均基础体温的变化，需要长期的测量，和有经验的医生的判断。

人的正常体温下降1度，免疫力至少下降30%，也就是说，体温下降1度，癌症和各种疾病（包括银屑病）的患病率就会大大增加。而如果体温上升1度，人体的免疫力可以增强5～6倍。

人们经常怕发烧，却不怕烧不起来。人体温度在 39.6 度时，癌细胞会大量死去，而正常人体细胞在这个温度下并不会受影响。

在当今时代，大家要面对的问题应该是体温为什么高不起来。

你可以量一下自己的体温，看看它在 36.5 度以上吗？

基础体温测量的具体方法和注意事项：

1. 准备一支体温表，掌握读表方法，务求精确。

2. 每晚临睡前将体温表水银柱甩至 35 度以下，放在醒来后伸手可及的地方。

3. 每天清晨醒后，立即将体温表放在腋下 10 分钟后拿出来读数。

4. 测量体温前严禁起床，大小便、进食、说话等。

5. 应记录有无影响基础体温的诸多因素，如：感冒、失眠、饮酒、服药等。

注意：

1. 测量中间不可以拿出来。

2. 腋窝不得有汗。

3. 要将上臂紧贴胸廓，使腋窝密闭。（这样便于形成人工体腔，深部温度才能逐渐传导过来。）

4. 测量腋窝温度至少要等待 10 分钟才能达到稳定值。（测量舌下温度需要等待 5 分钟）

测量基础体温方法的一些说明：

1. 基础体温 (Basal Body Temperature, BBT) 又称静息体温，是指人体经过 6 ~ 8 小时的睡眠以后，在早晨从熟睡中醒来，体温尚未受到运动饮食或情绪变化影响时所测出的体温。基础体温通常是人体一昼夜中的最低体温。

2. 情绪激动、精神紧张、进食等都会对体温有影响，早晨这些因素的干扰会少一些。

3. 人体体温清晨 2 ~ 6 时最低，午后 1 ~ 6 时最高。由于体温存在这种昼夜（日）节律，所以从纵向的比较来看人体体质的变化，必须选一个固定的时间每天坚持测量。结合其他因素考虑，选取每天早晨测量最好。

4. 测量应该坚持 3 年以上，每月、每年都应该计算出平均基础体温，从变化中探求体质变化的规律。

5. 不仅银屑病病人，其他慢性病人、亚健康人群，甚至“健康”人都有必要做基础体温的长期测量。

6. 从基础体温的变化上，可以判断体质的变化，看离找回健康还有多少距离，看银屑病是否会好，好以后是否会复发。

《银屑病治疗入门守则》

1. 治疗是一个以患者为主体，循序渐进的过程。

2. 急于求成是治疗的大敌，是没有领会治疗实质的表现。

3. 要有耐心、恒心和信心，要投入精力、时间，多学习，多思考，多写阶段总结。偷懒不行，侥幸不行，治愈和不再复发都需要脚踏实地。

4. 医生更是教练，集中治疗时教会患者自疗，然后过渡到完全自疗，最终达到自愈，不再复发。

5. 心理和情绪对于本病影响至关重要。要学会顺应环境，纠正思维习惯，多争取家人和社会的支持。

6. 最终治疗目标是整体健康（也就是体质）的改善，程序是“复平→复正→持正”。

7. 不能放任自己失望。只有理性、科学求医，思路畅通，才会时时鼓励自己，时时充满希望。不等，不靠，自己的健康自己把握。

8. 治疗的原理要牢记：以阳气为核心，以通为目的，以微汗（3 项）、体温为标志。

9. 本病不传染，遗传不决定本病的发生。本病有其自然演变规律，随着春夏秋冬四季变化，皮损出现变化属于正常现象。

10. 阳光最重要，运动不可少。

心情需放松，恐惧得戒掉。

穿衣务求暖，饮食助温散。

起居随太阳，大道法自然。

注意：

1. 以上 10 条，每日默念（最好背诵）数次，时时修正自己的行为、思想、情绪、习惯。

2. 服药、指导过程最短 1 ~ 2 周，一般为 1 ~ 4 个月。治愈后应该长期呵护、储蓄健康。

3. 治疗过程中如需服用其他药物，请先与我们沟通。治疗、自疗过程中避免不必要的理化刺激，如染发、文身、冷水浴、桑拿、光疗等。

患者反馈

我从 9 岁开始得牛皮癣，历经 10 年的求医路。开始 9 年里，我所见过的医生都以凉药进行治疗，都认为是热，其实并不然，我记得我冬天吃上凉药以后，身上有时会发冷，慢慢地病情加重。后来我总结了银屑病夏天轻，一到秋天就开始发病，所以要想治好了这病必须在自己身体内“人造”一个夏天。怎样才能造一个夏天呢，那就必须注重“四多”，四多包括多吃热的，多穿衣服，多晒太阳，多运动。多吃热的使你多出汗，多穿衣服让你提高体温，多晒太阳让你增加阳气，多运动让你增强体质……

——山西患者

从元月 13 日健康报上看到您发表的“温法祛除银屑病”一文，深有启发。我儿子今年 30 岁，患银屑病已 20 多年，这些年来我四处求医问药，都是用的清热解毒、活血化瘀等方法，现仍在服药，背部有十多处零星皮损如一分钱币大小，两小腿有巴掌大小皮损，皮损肥厚。患儿长年四肢不温，每年冬季脚手常被冻伤，夏季全身很少出汗……

——山东患者

有幸看到您的文章——2010 年 11 月 10 日的中国中医药报学术与临床版头条《广汗法治疗银屑病基本问题解析》……曾在浙江杭州的多家医院就诊，效果欠佳，目前皮损已遍布全身。疾病不仅给她的肉体造成痛苦，近两年的折磨，她也由原来活泼可爱的外向型女孩转变成了郁郁寡欢的忧郁型女孩……

——浙江医生

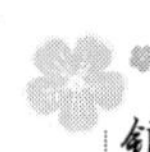

……孩子每天和姐姐跑到地下超市去看书，不知道发病和环境和精神因素有无关系……国庆前带孩子去了儿童医院和北大一附院，因为孩子小，在网上也看到很多由于吃药引发肝肾损伤的，所以选取了北一和您的运动疗法，但是点滴状的皮损一直没断，看了您 40 天治愈了一个 5 岁的小孩，5 年一直未复发，更加坚定我们的信心……

——河南患者

您说得太好了！“在安全的基础上可逐步加量，尽快找到起效点。心态要光明乐观而平和，行动要积极而实效。战略上要藐视，战术上要重视”我将一直牢记。家里人对您给我的治疗很满意……

——安徽患者

附篇

宜放斋随想录

开一个振兴中医电视栏目如何

读健康报《中医周刊》山东中医药大学皋永利教授的两篇文章——《中医发展要用疗效说话》和《临床名医为什么少了》后，深感疗效和名医对于中医发展的重要性，但对于皋永利教授基于大学中的状况得出的结论却不能认同。从基层来看，不是中医的疗效不好，而是好的疗效不能广为人知；不是能看好病的名医少了，而是很多能看好疑难病的医生不能获得应有的名声。

能不能利用现代的传播手段如电视来宣传中医疗效呢？我认为这是可行的并且很有现实意义的振兴中医的方法。笔者思之再三，有如下设想：现实生活中有太多久治不愈的各类疑难病患者，如果设立一个比如“中医治疗进行时”、“中医大擂台”等这样的电视栏目，经专家组鉴别为难治疾病后，在节目中预告相关信息。让基层高手自荐来阐述治疗策略和方法，经专家现场讨论通过，即开始诊治，治疗方案的底线是对患者无害。全程实录疗效（还应包括长期疗效的追踪观察），记录治疗过程、时间、费用等。基层高手不问学历，以自荐为主，如果有多人自荐，则公开阐述、辩论，竞争“主治”资格。这个栏目如果成功，会对电视媒体、中医界、有真才实学的医生本人和患者各方都有好处。

好处一：疗效可以有目共睹。有现场的专家把关，有客观的第三方记录，中医治疗的高效、速效、长效可获得“公证”，也挤掉了很多医生在整理自己医案时的“水分”，更可信赖。

好处二：有助于恢复媒体的公益性质和公信力。虚假医疗广告是目前侵蚀医疗界和媒体界的一个毒瘤，而这个栏目可以让医疗广告中的虚者曝光，实者更实。

好处三：激发中医界攻克难关的热情。只要能上栏目的都是难治的疾病，有人自荐治疗成功，其他的医生可以增长见识、借鉴思路。

好处四：使治疗各种疾病的中医“地下”高手走上“星光大道”。中央电视台“星光大道”栏目，给了民间的艺术人才展现自己才华的机会，为什么不能给民间中医高手展示绝招的舞台？

好处五：使一些“潜伏”的有价值的中医理论得以发扬，引起关注。目前的中医科研集中在高校，科研对象多是小白鼠和古籍，于是有了“新的要洋人点头，旧的要古人点头”的戏言。这种研究对中医疗效的提升作用并不直接，而目前中医界最缺乏的是对于疗效的证实、宣传和推广。电视实录的方法首先可以验证实效，宣传和推广作用则更加直接。

笔者通过对中医专业网站的长时间观察发现，基层中医的确藏龙卧虎，他们笃信中医，热爱中医，需要的是让更多患者认识他们的机会。一旦有为中医争光的机会，他们一定会抓住这个机遇，让我们翘首以待。

提高中医诊金医患都受益

中医自古有“上医医未病之病，中医医欲病之病，下医医已病之病”的说法，意在昭示中医是“卫生”之学，“不治已病治未病”是中医的最高境界。但是在目前的中医诊疗价格体系中有体现“上医”、“中医”的项目吗？笔者认为，中医决策机构应该制订“用较少的药品和检查费用治好病赚钱多”的导向，这样对国家、对中医学发展、对中医医生都有利。“诊金”便是很现实的方法。

目前的基层中医很多已经习惯了推销药品、检查的“零售商”式的角色。因为脑力劳动的价值必须依附于药品和检查才可以体现。说白了，工资、奖金都得靠这个，特别是在免挂号费的医院里。而本来中医是以“诊金”为主要收入的，“诊金”直接体现脑力劳动的价值。

从前中医的“诊金”折合现在多少人民币呢？笔者做了一些考证：1911 ~ 1919 年，1 块钱约合 2004 年的 40 ~ 50 元。我找到的几个例证都在这个年代前后。陈存仁说最初“悬壶开业，门诊定诊金一元二角。当时人对一枚银元看得很重，超过一元便是一件大事”。鲁迅的文章中也提到诊金，“诊金却已经是一元四角。现在的都市上，诊金一次十元并不算奇，可是那时一元四角已是巨款，很不容易张罗的了”。北京四大名医之一萧龙友“八元的出诊费是相当可观的……出诊看完一个病人，顺便再给家中其他人诊脉、开个方子，便再加两元。老先生的方子以草药为主，药剂很大，价钱不贵，不大开贵重药，也不指定药店去买”。由此可见，当时的诊金折合人民币 50 ~ 500 元不等，比现在要高出很多。

适当的“诊金”带给中医医生的是职业的荣誉感，带给社会的是中医的行业吸引力。谁都知道“谷贱伤农”，但是有谁想过“诊贱伤医”呢？没有足够的高质量的人才加入中医队伍，发展中医只能是句空话。要重视中医医生的脑力劳动收入和职业的荣誉感。黄煌教授曾在一次公开的讲座中说道：“要允许我们的经方家挂号费起码 100 元，这样才能体面地生活，我们靠的是辨证论治，药不多用……”

提高“诊金”对中医有利，对老百姓有好处吗？会加重目前看病贵吗？答案是可以减轻患者的就医支出。卫生主管部门可以统计得出单病种一定时间内的平均治疗费用，实际治疗与之的差价，以“诊金”的形式转化为医生的合法收入。这样患者的负担一定不会超过平均费用，同时也减少了国家药材的浪费和不必要的检查对人体的潜在伤害，更转变了让病人多花钱、自己才可以多赚钱的行业风气。何乐而不为呢？

提高诊费，解决“看病贵”难题

提高诊费表面上看起来是让看病贵了，但是如果提高诊费后，可以提高行业吸引力，让更多的优秀人才加入中医队伍，让目前的中医安心于“医”而不用靠药品回扣补充收入，中医行业整体水平提高，从而告别大处方，以最少的药物、器械治疗疾病，到那个时候医就更像“医”，而看病也就不会再贵。

“大处方”问题在“看病贵”上责任有多大？《健康报》2011 年 3 月

2 日《切实治理饮片大处方》中的描述可见一斑："据杭州市前一时期对市区 23 家医疗机构近 3500 张中药处方调查的结果，每剂处方用药小于 10 味的只占 1%，用药 20 ~ 30 味的占 47%，大于 30 味的占 6%，最大的处方甚至用药 40 余味。公立医院的方值控制总体合理，平均方值小于每剂 50 元；而部分民营医疗机构的中药大处方问题明显，7 剂处方药价高于 500 元的占 34%，最高的每剂中药为 214 元。膏方每张价格 2000 元左右的比比皆是。某中医门诊部开的 45 张膏方均价达 3100 元，最高的膏方价格为 6485 元。这些门诊部把铁皮石斛、炮甲片、穿山甲等名贵药材当成基础方，几乎人人都用，因而处方价格过高。"

"大处方"的根本原因是什么呢？是收入问题。许多医生自己很清楚，"大处方"不仅不利于按中医规律治病，不利于自身技术的提高，而且更不利于中医学术的传承。那么为什么还会有这么多的"大处方"呢？全国政协委员、中国医学科学院肿瘤医院院长赵平认为，医生的劳务技术价值长期偏低，医生不能通过"阳光收入"实现自我价值。由于劳务技术定价远远低于成本，违背了价值规律，导致很多医生开"大处方"，从药品回扣中进行补偿。"让医生自己找食吃，难免不生出事情来。"

笔者认识一位中医，对于一些疑难疾病只用中草药治疗，临证处方每剂多不足 10 味，费用多不足 10 元，效果很好，病人很多，但按照现行的挂号和诊费标准，不但不能给医院创造经济效益，按照医院考核办法，连本人的工资也领不全！他当然也可以随波逐流多开药吃回扣，最起码保证自己能领到全工资。但是作为一个对患者健康负责的医生，他希望用最少的药治好病，而不是用很多可用可不用、甚至根本无关的药物。"是药三分毒"啊！生活在现实中，我们不能要求所有的中医都高尚到可以不顾及起码的物质生活。但可以通过收费制度的调整，让他们在考虑患者健康的同时也填饱自己的肚子。只有中医医生都可以体面地活着，超额的脑力劳动换来的是丰厚的"阳光收入"的时候，才是中医行业有吸引力的时候，才是中医发展进入良性循环的时候。

在制度还不成熟的时候，有的医生开始自己"找食吃"。笔者还认识另一位好中医，为了不损害患者的健康，同时又让自己吃饱饭，他想到的办法是，药要精选，但是收取较高的"诊费"。笔者曾带一个疑难病人去找他，经过耐心的诊断讲解，开出处方，药仅 4 味，剂量也很小，1 剂药仅 1 元多些。收取 1 月的“诊费”300 余元。钱虽然交了，但病人感觉不能理解，买药花钱、化验花钱是天经地义，怎么看病、诊病、讲病也要花钱呢？挂号费里不就有了诊费吗？不到两个月，病治好了，连诊费带药费总共花费不到 600 元。大夫不仅给他治了病，还给他讲清了这个病的来龙去脉，告诉他如何预防复发，这时候他才感觉到钱不仅花得值，而且太便宜了。可是有多少中医敢收这么高的“诊费”呢？且不说病人不接受，连医院也会因师出无名而不支持。

笔者还曾带一个上呼吸道感染引起颈部淋巴结肿的患者找一个西医大夫看病，拍了胸片没事，开了些输液的药物，药费 900 多。输了 7 天液后病情减轻，又去开了 3 天的药，总共花费 1300 多元。疑难病、1 月治疗花费少于 600 元，与简单病、10 天花费多于 1300 元，这两者比较一下我们就应该知道该不该提高诊费了。

2011 年 2 月 2 日《健康报》刊登了《对中医科应适当倾斜》一文，客观地道出了基层中医目前的现状：一位西医医生月门诊处方 1600 人次，总收入 14 万元，药品占比为 54%；而一位中医生月门诊处方同样也是 1600 人次，总收入才 5 万元，药品占比为 65%。但在寻找解决方案，提到“诊费”时却出现了偏差：“关于中医生的诊费问题，有人提出诊费提高至 100 元，但不适合我国国情。这样更会使病人敬而远之，最后将会出现门可罗雀的尴尬局面。”

诊费提高就会减少病人吗？无论诊费还是药费对于患者掏腰包来说是一样的，病人要的是花最少的钱换回最好的疗效，是否看中医最根本是要看疗效。至于是以什么名目花钱，并不是重点。即使少数患者还不习惯“诊费”，但是等他真正得到实惠的时候就会醒悟，就如同前面提到的那个患者一样。患者需要的是疗效，在不收诊费、开“大处方”、赚药品回扣，和收高些的诊费、开尽量小的处方、拒绝药物上的灰色收入，两种诊治模式之间，哪个才是尽快让中医学疗效整体提高的法宝呢？这应该是不言自明的。

学友高建忠曾说过一句话：中医的四诊相对于西医的检查。西医的检查可以名正言顺地收费，为什么中医的“检查”有“安、便、验”（孙树椿语）的好处，轮到谈价格时就要“廉”甚至“无价”呢？北京中医药大学教授尉中民也在为中医太低的诊治费呼吁，他说，中医有丰富的特色疗法，但是在医疗实践中，其应用情况不容乐观。“每一次针灸和推拿治疗，都需要医生长期的学习训练和治疗经验，中医师付出了大量劳动，却没有得到相应的补偿，这种收费标准养不活医院、养不活医生，也不利于中医特色诊疗技术的传承。”“以前臂骨折为例，如果进行手术，又打钢钉又敷石膏，费用自然就高，如使用手法复位加上中医小夹板，病人痛苦少、见效快、花费低。”好的项目如果得不到可以体现其价值的“阳光收入”的话，就得不到广泛地应用，不用如何能在实践中显示出其优势、如何推动其发展呢？连生存都成了问题。好项目大家都不用了，又如何发挥中医优势、解决“看病贵”难题呢？

“诊费”属于医生的“阳光收入”，是对于医生脑力劳动价值的肯定，是对用最少的药物治愈疾病的学术创新的鼓励。提高诊费、拒绝药物和器械使用中的“暴利”，是解决“看病贵”难题的治本之法。一方面可以引导医生更有尊严地活着；另一方面也可以增加透明度，缓解医患矛盾；最重要的是倡导用最少的药物治愈疾病的医疗风气，不仅为患者省了钱、减少了痛苦，更为国家省了钱。何乐而不为呢？

要承认中医各有所长

中医业界素有“中医不分科”之说，其合理内涵为强调“以人为本”，保证临证思维的宽度。但不良影响在于让某些医生误认为中医成才只有全科这一条道，以为涉猎范围越广才越是好中医，这样一来，无法保证思维的深度，精力分散的结果是难于临大证。

曾经看到过一段文字，是萧龙友先生的孙女写的，写北京四大名医之首的萧先生请其他医生给自己及家人看病的事。原文是“祖父在世时，家人生病也不包揽，而是博采众医之长。记得祖母患病，经常请徐右丞先生诊治……我还清楚地记得，一九五五年我患肺炎，祖父让父亲请来在西鹤年堂坐堂中医、善看时令病的王仲华医师给我诊治……祖父对蒲老辅周也很赞赏，姐姐患有风湿性心脏病及头痛病，祖父一直给其治疗，效果亦佳。但自蒲老从蜀来京后，祖父立即指示大伯父带姐姐到蒲老家去诊治……祖父力倡中西医结合，曾屡发议论……他从不固步自封，对西医也很信赖。他从年轻时代就读西医书籍，晚年患病都是请锺惠澜医师（原中央人民医院院长，黑热病专家）诊治。他们彼此互相尊重，也常促膝谈心，各抒己见。祖父后来生病一直住在中央人民医院九病房，直至病逝。在此期间锺院长对他关怀备至，精心治疗，祖父也很服从治疗。”萧龙友先生医道不可谓不高，医术不可谓不精，但是他仍然承认“众医之长”。“众医之长”即是自身之短。承认“众医之长”不仅不会掩盖名医的光辉，更能凸显其实事求是的务实品格，更为患者信任，更为后学者敬重。

干祖望老先生有一篇文章叫《名医也有治不了的病》，既然名医也有治不了的病，那么，当一个患者有病经名医看过，没有治好的时候，就不必失望，也许专攻此病的非名医却可以治好它。既然名医也有治不了的病，那么我们在读名医经验时，看到治疗一些病的经验或者验案时，就大可不必奉若神灵。名中医各有自身的专长，如刘渡舟老擅长肝病，方药中老擅长肾病，蒲辅周老擅长外感热病。“尺有所短，寸有所长”，对于名医短板的客观认识，不仅不会影响我们对于先辈的尊重，而且会让我们对于先辈的成功经验有更理性的认知，让自身发展更趋理性。

“古今很多大名医经手治疗的病，未必百分之百地立起沉疴。但名医传中对治不了的病，都讳而不言。写入传中的都是‘有效’、‘神效’。我们读到的都是经过‘过滤’后的报道。”干祖望先生如是说，我是相信的，如果您有怀疑，请自己去查查看，古代名医自身有病者甚多，如果能“百分之百地立起沉疴”，应该先把自己治好才对呀。

明白了名医有所长，也有所短，我们就可以识别其所长，学习其所长，研究其何以成就其所长，在全面发展的基础上，让自身精力更集中地发挥作用。西方有句格言是“把全部的精力倾注在惟一的目的上，必能使之有所成就”。当然掌握好“以人为本”和“专科专病”之间的辩证关系也是必要的。

专科更利于中医优势发挥

所谓纯中医，指单独使用中医的治疗手段，如中药内服外洗、针灸、理疗等。但“纯中医”并不排斥借鉴现代科学理论。

“纯中医”的优势在于排除现代医学治疗手段的干扰，直接体现中医理论的指导意义。没有“外援”的“纯中医”治疗实践，可以催生适合于某类疾病的、可重复的中医实践理论，使传统中医理论可以更密切地与当今中医实践相互反馈，同步发展，解决了目前的理论研究与实践脱节的问题。

众所周知，“五四运动”后的中国，传统的中医表述方式越来越脱离社会环境。但中医的医疗实践却还在为人民健康发挥着不可替代的作用。这就出现了“中医尽能愈病，却不明愈病之理”的可悲现实。

当今的社会对于中医的要求是，不仅能治病，还能说明愈病之理，或者说愈病之理能讲明白后，中医治疗的疗效评价、经验推广、患者配合就更容易保证。

故意忽略现代科学日新月异的发展，等于装聋作哑，其结果是坐井观天。必须“站在巨人的肩膀上”，才可以站得更高、看得更远。西方医学是站在现代科学的肩膀上的，中医要发展，也一定要这样。但是现代科学知识更新迅速，西医学的知识也在不断淘汰。作为一个中医医生如果既要钻研中医的临床规律，又要追踪现代科学和西医学各科的最新进展，几乎是不可能的。这就要求中医中有一部分人必须要搞专科。

试想，对于一些疑难疾病，特别是目前的西方医学没有办法解决的疾病，在中医理论指导下，在借鉴最前沿的包括西医在内的现代科学理论的基础上，单用中医的治疗手段解决，对于当前中医的发展会有多大意义？希望更多的中医人进入专科领域，成为现代“纯中医”，为中医振兴贡献自己的力量。

立足通才搞专科　以人为本谈医学

拜读健康报《中医周刊》刘世峰主任的文章《别重蹈生物医学覆辙》（2011年2月2日）后，深感为医、为文都要力求严谨，“如履薄冰”，稍有不慎就有可能引人误入歧途。

对于拙文《专科更利于中医优势发挥》可能引起歧义的地方，重申如下：

1. 医的内涵

我国古有“上医医国”和“上医医未病之病”之说。前者出于《国语・晋语八》，讲的是平公有疾，秦景公使医和视之。出曰：“不可为也……吾子不能谏惑，使至于生疾”，文子曰：“医及国家乎？”对曰：“上医医国，其次疾人……”。医和认为治病、治人、治国道理是相通的。后者出于唐代大医孙思邈之《千金要方》，是讲一个优秀的医生不仅要懂治疗的技术，更要有“防患于未然”的预防观和“执中致和”的健康观。由此可以看出，医的内涵中更重要的是思维层面的东西，医生不仅要有治疗疾病的技术，更要从理的层面把得病之理和治病之理、防病之理搞明白，从而制订出恢复健康的战略方针来。医疗的过程中应时刻注意从“形而上者谓之道”的高度来把握方向，故明代医家张景岳有“医非小道”之叹。

2. 何谓中医

自从有了西医的参照，才有了目前意义的中医的称谓。于是谈中医，必须和西医对照着谈才有意义。中医和西医的不同，核心在于其时空背景积淀所形成的思维方式的不同。从世界观来讲，中国重气，西方重“原子”；从认识论来讲，中国更多地着眼于生成，而西方更多地着眼于构成……中医的命名是由地域意义上的中国之“中”来的。但是根据中医的特点，大家赋予中医之“中”更多的内涵，如中庸、中和、中度、中介等等，现在多讲中医的核心价值在于和谐——即人与自然的和谐和人体内部的和谐，这是目前的语境中，中医内涵最好的表达方式。这些无一不在强调中医思维层面的东西。

3. 关于纯中医

纯中医的称谓对于医界内部和患者来讲，含义应该是不同的。对于患者来讲，某医只用中药、中成药，或者配合针灸、中药洗浴等“完全中医”的手段治疗就是纯中医。而在中医界内部，我们应该认识到，中医和西医的根本不同在于思维方式的不同，张锡纯即使使用阿司匹林，他的使用目标为中医的“得汗而解”，肯定他是中医，因为他的思维是纯中医的；而一些医生，开中药处方完全照搬西医的药理抗菌、抗病毒，用的是中药，但他们能算中医吗？连中医也算不上，就更不要谈纯不纯了。有首歌唱到“洋装虽然穿在身，我心依旧是中国心”，内行一定要明确：不看“衣服”只看“心”。《专科更利于中医优势发挥》一文中讲的“纯中医”是站在向大众宣扬中医的角度，故指前者。

4. 谁有资格搞专科

很多国家的医学培养模式是，先做全科的“通才”，合格后才有资格向专科迈进。我讲的专科就是要基于“通才”。正如刘世峰主任讲的“不但要精通中医内、妇、儿各科，同时也要熟悉西医知识，最好兼通针灸、推拿、按摩等中医特色治疗技术”，正因为如果面面俱到不可能“精通”，才有了笔者提出的“专科”。笔者对专科的认识是：以人为本，眼界要宽，以多学科的知识，在特定的病种上突破。

5. 对“技术”的认识

《专科更利于中医优势发挥》一文中并没有出现技术一词，感谢刘世峰主任提前为搞专科打了一支“防疫针”。“技术至上”是不可取的，但是对于目前有病才就医的人群，不重视治病的技术也是不可取的。搞专科的优势在于中医理论与技术的更专业的钻研，使“直接体现中医理论的指导意义……适合于某类疾病的、可重复的中医实践理论”早日完善。技术只是工具，具有理论高度、道（与术相对）的层面上的贯通，才可以让技术长上眼睛，不至于“盲目”。

综上所述，笔者认为，欲搞中医专科者，首先必须懂得医之内涵，是一个合格的中医医生，明白中医是一门成熟的理论医学，然后才去确定主攻方向。只有这样，才不会“重蹈生物医学覆辙”。

感冒误治才会发生银屑病

很多皮肤科专业书籍将感染作为重要的银屑病诱发因素。感染中又以感冒、扁桃体炎、咽喉炎等上呼吸道感染性疾病最为多见，这类疾病俗称为“感冒”，这就让“感冒容易诱发银屑病”成为很多医者、患者的共识。笔者从中医病因学的角度分析了大量病例，发现这是一个误区，诱发银屑病的不是“感冒”本身，而是对于此类疾病的误治。

上呼吸道感染在中医学中属于外感范畴，治疗应该用解表剂使其“汗出而解”，此即《内经》“善治者治皮毛”之意。然而目前临床中对此多以联合使用西药消炎和中药清热解毒为主，目的是让症状尽快减轻，只管速效而不顾长效，这就犯了中医理论所说的“引邪深入”和“郁遏邪气”的错误。感冒症状缓解了，却导致了“热”邪壅遏血分的后果。血热壅遏较久则有自发外散的趋势，于是导致了急性点滴型银屑病的发生。这就是“感冒容易诱发银屑病”的真相，其实质是感冒误治诱发了银屑病。

“对这部分患者适当配用辛凉发散药物，祛邪外出，可以提高临床疗效。”(《牛皮癣中医疗法》)该治法的核心为“给邪以出路”，以发散为大法，这是正确的，但用药止于辛凉却并不全面，对于此类银屑病审证求因、辨证论治，如果发现有风寒郁闭的病机存在，使用辛温发散会收到很好的治疗效果。如封某，男，23岁，2010年11月1日初诊。起病原因为“1月前感冒，扁桃体发炎。诊所让吃阿奇霉素、阿莫西林和感冒药，服药后喉咙疼痛、感冒愈。隔了1周后背上出现小红点，上有皮屑，3天左右全身遍布红点”。这是一个典型的急性进行性点滴型银屑病病例的初发过程，起疹20天，未经治疗，求诊于笔者。刻下米粒至绿豆大红斑鳞屑皮损遍布全身，瘙痒明显，双手关脉浮滑有力，舌胖而淡，苔薄白，不恶寒。素体躯干汗少，手足心汗多，喝稀粥易出汗。辨证为卫闭营郁，素有寒饮，治以麻黄附子细辛汤加减。处方为：麻黄9克，制附子9克，细辛3克，生姜14片，大枣12枚。久煎1次，约150分钟，取药液400ml，分温再服，日 1 剂。服药后喝热稀粥，希望遍身得微汗，汗出则热邪外泄，斑疹自消。3 日后复诊，汗出变多，皮屑减少，瘙痒几无，上方效佳，辛温发散大法不变，参以麻黄加术汤、薏苡附子败酱散、苓桂术甘汤法加减，继服汤药十余剂。停用中药汤剂后以温酒适量送服防风通圣丸，1 次 1 袋，日 3 次善后。2010 年 12 月 2 日查其舌胖减，皮损几无，出汗均匀，嘱停药，继续注意出汗情况。

“感冒”是日常小病，但是治疗不当就会诱发银屑病。银屑病治疗得法，可望速愈，而继续使用寒凉药物“郁遏邪气”，则会导致疾病的迁延反复，造成“银屑病容易复发”的假象。无论是面对“感冒”还是银屑病，医者和患者都不应该单纯抑制症状，应该谨记“治病必求于本”和“其在皮者汗而发之”的原则，切勿重蹈覆辙。

请给中医“松绑”

最近读到一则消息：某名老中医，在再版旧日著作时，将原书中的山豆根 30 克统一改为 6 克，连病案中的剂量也一并改过。笔者第一反应是如何能“伪造”病案；而第二反应却是对中医的绑绳已经殃及到经验的真实性，已经到了连名老中医也需要考虑洗脱“罪名”的境地。

何时能给中医“松绑”呢？被绑着的中医应对疾病，就和戴着枷锁的林冲和洪教头比武一样。《水浒传》中林冲卸了枷锁，轻易打败了洪教头，而现实中给中医“松绑”会在何时？

对于开方的中医医生来讲，绑绳是《中华人民共和国药典》（以下简称《药典》）。《药典》对于医生的行医行为有法律约束、指导和保护作用。如果某药规定的上限是 6 克，而医生在处方中用了 7 克，医生便已经处于不受法律保护的状态。在当今社会，医生是选择冒着“犯罪”的危险去治病呢？还是“保证自身安全第一”对待这份职业呢？作为社会中的普通一员，多数中医医生的答案应该是明确的。这就不难理解本文开头讲的某名老中医在病案中“作假”的问题了。从服从《药典》这个角度讲，某老是有责任感的，如果他继续推广 30 克的山豆根，别的中医学习后使用出现了问题，连带责任事小，害别人“犯罪”事大。多数情况下问题并不在 30 克的山豆根，但是因为 30 克超出了《药典》的保护，所以追究责任时，首先被问罪的就是这个 30 克。

需要声明的是：笔者并无意于反对对于医疗行为的约束，必要的约束是应该的。只是《药典》的约束应该随时调整，不仅要顾及医疗安全，更要及时顺应医疗实践的需求，帮助中医更好地发展。这就需要注意约束的度，约束过度则医者失去发挥的空间，而约束不及则安全隐患太大。目前的问题主要在于约束过度。

对中医的约束过度已经直接影响到对于经典的传承。以细辛为例:《药典》将其汤剂的剂量定为 1 ~ 3g。而据《历代成方制剂及现代临床处方中细辛用量的调查与分析》一文考证，结论是：古、近代多数处方中细辛的用量是现行《药典》上限用量的 6 ~ 14 倍。小青龙汤为医圣张仲景首倡、使用两千年的传世名方，方中细辛用量为 3 两，（中医界对于 1 两折合当前多少克众说纷纭）即使按日本学者认为的 1 两等于 1.42 克的最小换算比例计算，张仲景用细辛仍然超过 3 克，在当今属于“违法”行为。

“细辛不过钱”之说可追溯到《证类本草》，其本义当为细辛作散剂吞服，一次应不超过 3 克，但后人多盲从此说，进而演变为对汤剂用量的限制。中医传承中，此类以讹传讹之说甚多，造就了目前对于用药的种种限制。新中国成立后《药典》数次改版，都注明细辛用量内服 1 ~ 3g，没有变通。各大医院遵此规定，凡细辛用量超过 3g 者，均需由处方人郑重签字。郑重签字意味着处方人自动放弃《药典》对自身的法律保护。

临床报道细辛作汤剂久煎大剂量使用的很多，如：治疗头痛用 30 克；治疗类风湿关节炎用量达 50 ~ 180 克，而且长服 10 月之久；河北某医善用细辛，曾自己一次服用生药细辛 120 克无不适。其治疗一脉管炎案，先后服中药 137 剂，平均每剂用细辛为 86.75 克，最终治愈。疗效很好，但临证时有多少中医敢于“违法”效仿呢?

在《药典》中将细辛应用的上限定得过高是不现实的，但采用《中华本草》参阅现代研究成果所定的剂量“煎汤，1.5 ~ 9g”，笔者认为是可实现的。如果实现，这将是个很大的进步。

目前中医看病等于是被绑着给病人诊治，在绳索的缝隙中想要求得卓越的疗效，难乎其难！如果能尽快给中医“松绑”，中医就能更好地为人民健康服务。

呼唤经典中成药

乌梅丸源自约两千年前东汉张仲景的《伤寒论》，以治疗蛔厥、久利而闻名于当时。后世医者据其组方特点，拓展了乌梅丸的应用范围，用以治疗寒热错杂的虚证疾患常获显效。任应秋老在《名老中医之路》一书中提到乌梅丸时说：“他（其先师刘有余）是以善用乌梅丸治杂症蜚声一时的……一用于肢厥，一用于吐逆，一用于消渴，一用于腹泻。毕诊后，问难于先生，他说：凡阳衰于下，火盛于上，气逆于中诸证，皆随证施用。”

作为经典中成药，乌梅丸应当是家喻户晓的，起码在医者、药者来说应该是耳熟能详的，但现实却远不是这样。笔者师法先贤应用乌梅丸，开出“乌梅丸”处方后，本以为医院和药店皆可以轻易购得，不料众多患者寻遍所有药店，均无功而返。在网上查询亦仅有几家个人自制的丸药出售，不仅使用不便，且质量无法保证。

至此笔者开始反思经典中成药的处境之忧。为什么经典中成药没有正规厂家的成品出售呢？从厂家来讲：一者，中成药审批程序全盘照搬西药的审批程序，从而阻挠了这些产品的上马；再者需求不足，很多“中医”不会用这些经典名方。从医生来讲：很多中医见到经典的东西就绕道走，只学、只用最浅显的方药，对于难解的经典方药不求甚解，对于其核心机理没有兴趣，这就导致了不会用、不敢用、不想用的局面，没有需求，厂家自然不会积极生产这些经典中成药；另一方面，没有质量可靠的中成药使用，又反过来影响了中医试用、使用的热情，形成了恶性循环。

巧妇难为无米之炊，没有保证质量的中成药，中医如何发展。

把经典的丸散膏丹改为汤剂使用，是不是就能解决“无药可用”的尴尬局面呢？答案是否定的，“汤以荡之、丸以缓之、散以散之……”，剂型的不同在很大程度上决定了作用的差别。清代著名医家柯韵伯在《伤寒来苏集》中对于乌梅丸之“丸”和小柴胡汤之“汤”作了如下比较：“阳以动为用，故汤以荡之，其症变幻不常，故柴胡（汤）有加减法；阴以静为体，故丸以缓之，其症有定局，故乌梅（丸）无加减法也。”看来丸剂有其不可替代的作用。

遭遇如此厄运的经典中成药不仅是乌梅丸，还有理中丸（市面上只有附子理中丸出售）。后世的一些经典中成药也在此列，如：清气化痰丸、太极丸、礞石滚痰丸等等。中医、中药的发展急需改变目前局面，进入良性循环，这些需要多部门的长期协作，需要适应中医药发展的、量身定制的政策，需要中医乃至中国文化复兴之风刮得更猛烈些……

皮可无毛，毛不可无皮

健康报《中医周刊》2011 年 8 月 3 日刊登刘刚同道《医与药不是皮与毛的关系》一文。对于文中提到的“把中医治病的重要物质基础——药物只视作附在中医这张皮上的毛就错了”笔者有不同观点。“理之所至效之必至”，医是“治病必求于本”的、重在明理的学问，而药只是治疗手段之一种，药能提高到与医对等的地位上去吗？如果将药与医相提并论，不是与“生物—心理—社会”的新医学模式背道而驰了吗？

把医比作皮，把药比作毛，笔者认为：皮可无毛，而毛却离不开皮。

离开中医这块皮的中药还是真正的中药吗？

从中药研究的角度出发，谈“医药并重”，在现阶段很有意义。也就是说中药不能脱离中医理论独立存在。药物不应有中西之分。用中医的理论指导使用，无论是天然药物，或者化学合成药物，都可以叫作“中药”，后者一般称之为“化学中药”。而用西医学理论指导，即使所用的是天然药物，也不能叫作中药。《中药新家族——化学中药》一书中对于中药的界定颇为可取：“《中药学》指出：所谓中药，就是在中医药理论指导下应用的药物。……只要是在中医药理论指导下使用的药物，就可以称为

‘中药’。那么，显而易见，化学中药就是在中医药理论指导下应用的化学药物。”

不“长”中药这些毛的中医就不是中医了吗？

什么是中医？最高水平的中医是什么样的？带着这些问题我们翻开典籍，“上医医未病之病”，“上守神”等跃入眼帘，从这些谚语里我们可以很容易看出，最高明的中医是不一定用药的，就如同最高明的指挥官是“不战而屈人之兵”的。这是中医中的魁首，是我们当代中医学习的榜样，如善用心理治疗的金代名医张子和。我们能因为他没“长”有形的“毛”就不承认他是中医了吗？

《内经》时代的中医是重针灸而不重视用药的，但他们是中医；目前的一些医者用中医理论指导、单用推拿方法治疗疾病，也同样是中医；笔者很多时候不用中药，应用中医理论指导情志、日晒、运动、沐浴等手段综合治疗，赋予这些手段以恰当的“药性药量”，取得了运用中药不能比拟的效果，这些时候笔者自认为更是中医。

“一言以蔽之”，毛只是附属于皮的，“皮之不存毛将焉附”是成立的。任何将“毛”凌驾于“皮”之上，或者将“毛”与“皮”等量齐观的思路都是不利于中医学健康发展的。

需要声明的是，笔者并无意于反对中药质量的提高等等有利于中药发展的手段，“工欲善其事必先利其器”，作为一种中医治疗的常用手段，中药的发展会给中医发展带来极大的便利。笔者反对的是一味地“吹毛求疵”，而不立足于“皮”的本质规律发展“皮”的思路。

综上所述，将药提到一个很高的、不恰当的位置，是中医学发展的一个误区，是“重形而不重神”思维的具体体现。近代“废医存药”的实质也在于“重形而不重神”，如果顺着这个方向发展，中医怕会走到“废医存药”的歧路上去。